明日に希望のもてる医療はあるか

新・医療社会学入門

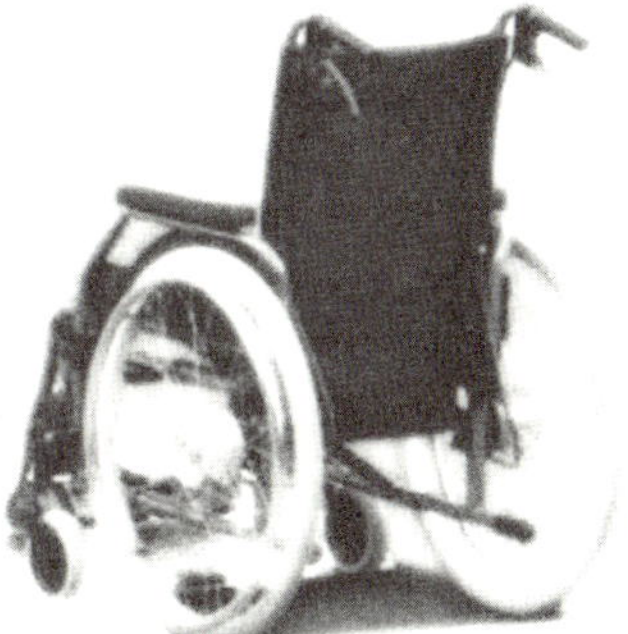

中野 秀一郎
Hideichiro Nakano

関西学院大学出版会

明日に希望のもてる医療はあるか

新・医療社会学入門

まえがき

現代社会が抱えている「諸問題」は、広くわれわれの生活全体を覆っている。そのよってきたるところを考えてみると、皮肉なことだが、人類が見事に「近代化・工業化」に成功し、その結果が「情報革命」を主たる触媒にして、地球規模に展開したこと（地球化　globalization）であることに疑問の余地はない。今でも成功者はまだ人類の一部ではあるが、近代化のうねりは非常に激しく、その版図を拡大している（BRICs　ブラジル、インド、中国などの巨大な発展途上国）。しかし、「近代化の物語」は悲惨な結末でわれわれ全体を巻き込んだ最終章を書き始めたかにもみえる。ここでは「現代の医療」をとりあげて、いささか具体的にその「最終章」を検討し、それが悲劇で終わらないために、人類はいかなる発想の転換を迫られているのかを考えてみたいと思う。

実際、医学の発達・医療技術の進歩と患者・疾患の増大、またそれらにともなう多くの新しい倫理的問題の出現という逆説的な関係について、日野原重明（聖路加看護大学学長、当時）は、夙《つと》に、二一世紀の医療を見据えて次のように言っている。

近代医療はその成果として限りなく多くの病人を作ります。［中略］生きている人の三分の一はやっと生かされているという状況になる。つまり、保護され、ケア（care）を受ける訳ですが、そういった人は、薬を与えてもあまり効かないからそっとしておいて、環境を整備し、風邪をひかないようにされるのです。病人とひ弱な老人を作るのが近代医学なのです。

（『患者にとって医療とは何か』早稲田大学人間総合研究センター、一九九二年、六頁）

そのツケを、今、われわれは支払わされているのではないか。現代医療の基底にあるものをしっかりと見極める必要がある。

日本社会に目を向けて「医療」の現状をみると、一方では、医師の不足が叫ばれ、救急医療が成立しなくなる、産科医や小児科医が足りない、地方の公立病院が赤字の連続で、閉院や規模の縮小を余儀なくされている、医療過誤が絶えないなど、医療供給側で悲鳴があがっているかと思えば、他方で、医療費の高騰によって日本の誇る「国民皆保険」制度が揺らぎ始めてきたことに慌てふためいて、国家は「病気がちで、国民医療費の大半を消費する」高齢者、とくに七五歳以上の高齢者を対象に、「後期高齢者保険制度」を二〇〇八年四月から実施した。ところが、高齢者の自己負担が増えるなどいろいろ問題点が露呈し、これに対する反対が医師会、保険医団体を含めて広がり始めている。

医療や介護という福祉のための経費がウナギ登りの状況を何とか抑えようと、政府がいわゆる「選択と効率」をイデオロギー的な柱とする新自由主義・市場原理主義などという方向に大きく舵を切ったのは、「郵政民営化」を断行した小泉内閣であった。

国民も国民で、タクシー替わりに救急車を呼ぶとか、風邪でも大病院に駆け込むひともいる。大病院の待合室で常連の一人が来なかったりすると、「＊＊さんは、身体でも悪いのと違うか」と話が始まるという。医師・医療への信頼が失墜するなか、医師や医療機関にとんでもない要求をする「モンスター・ペイシェント」という怪物も出現しているらしい。「患者の権利」が誤って解釈され、「患者の責任」が忘れられたということであろうか。たしかに、医療においても無駄を省き、「医療費適正化」を考えなければならないことは当然である。しかし、現代の政策的方向はこれでよいのか。患者・国民の医療行動に反省の余地はないか。

しかし、こうした現代医療の問題群はもっと基底的なところで現代社会の諸現象と相互に関連しあっているので、これらをそれぞれ単一の問題としてとらえ、分析したり政策提言をしたりしても、それでは的確な知見をえることはできないだろう。そこで、この『明日に希望のもてる医療はあるか——新・医療社会学入門』では、現代医療の諸問題を具体的に論じながら、社会学の視点を十二分に駆使してそれらを解きほぐしつつ、より広い視点から、読者とともに現代の医療を考えてみたいと思う。その意味では、この書物をとおして「正解」を求めるのではなく、これを素材にしてみんなで議論し、考え、知恵を絞ってほしいと考えている。

思うに、医療研究の分野では個別的・具体的な研究（薬害、医学教育、医療事故、患者団体、医の倫理、医師―患者関係、終末期医療、ホスピス、がん患者、病院経営、製薬産業などなど）は多いが、これを全体的・体系的にとらえた医療社会学は意外に少なく、とくに、全人類的な視点に立って書かれたものは寡聞にして知らない。

全体は七つの章によって構成されているが、それぞれの章には六つの論点を掲げている。病気と傷害、医療者、現代医療、厚生行政、医療技術、医療のグローバル化、高齢化と慢性疾患がそれだ。各章末には、参考文献をあげて、さらなる勉強を志す人たちの便に供した。また、「用語解説」をおいて、重要な関連事項を解説した。

福祉や医療や介護の諸問題は、「福祉国家論」で完結したと思われたこともあったが、社会学そのものがすでに「一国中心主義」では成立しなくなっている。「近代の終焉」を唱えて、「ポストモダン社会」の到来を論じ始めている論者も少なくない。加えて、われわれをとり巻く社会現象の背景は人類全体、地球全体なのだということを念頭に、あえてグローバルな発想をとり入れているのもそのためである。その意味で、本書は、現代人類社会の医療を鳥瞰図的な視点から理解しようと試みたものであり、医療、介護、福祉などに関わる人びと、学生諸君、それに一般の人びとにも読んでもらいたいと思っている。

二〇〇九年六月一一日　西宮にて

中野　秀一郎

目　次

第1章　ひと、病気になる

——災難か自己責任か

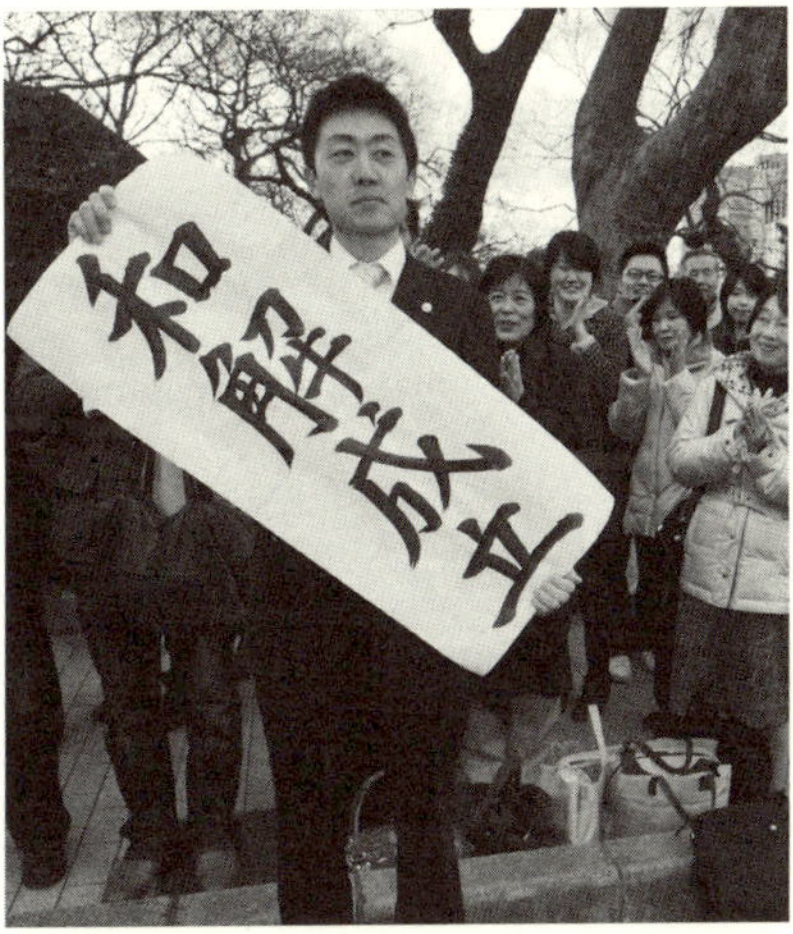

薬害肝炎、初の和解（写真提供：共同通信社）

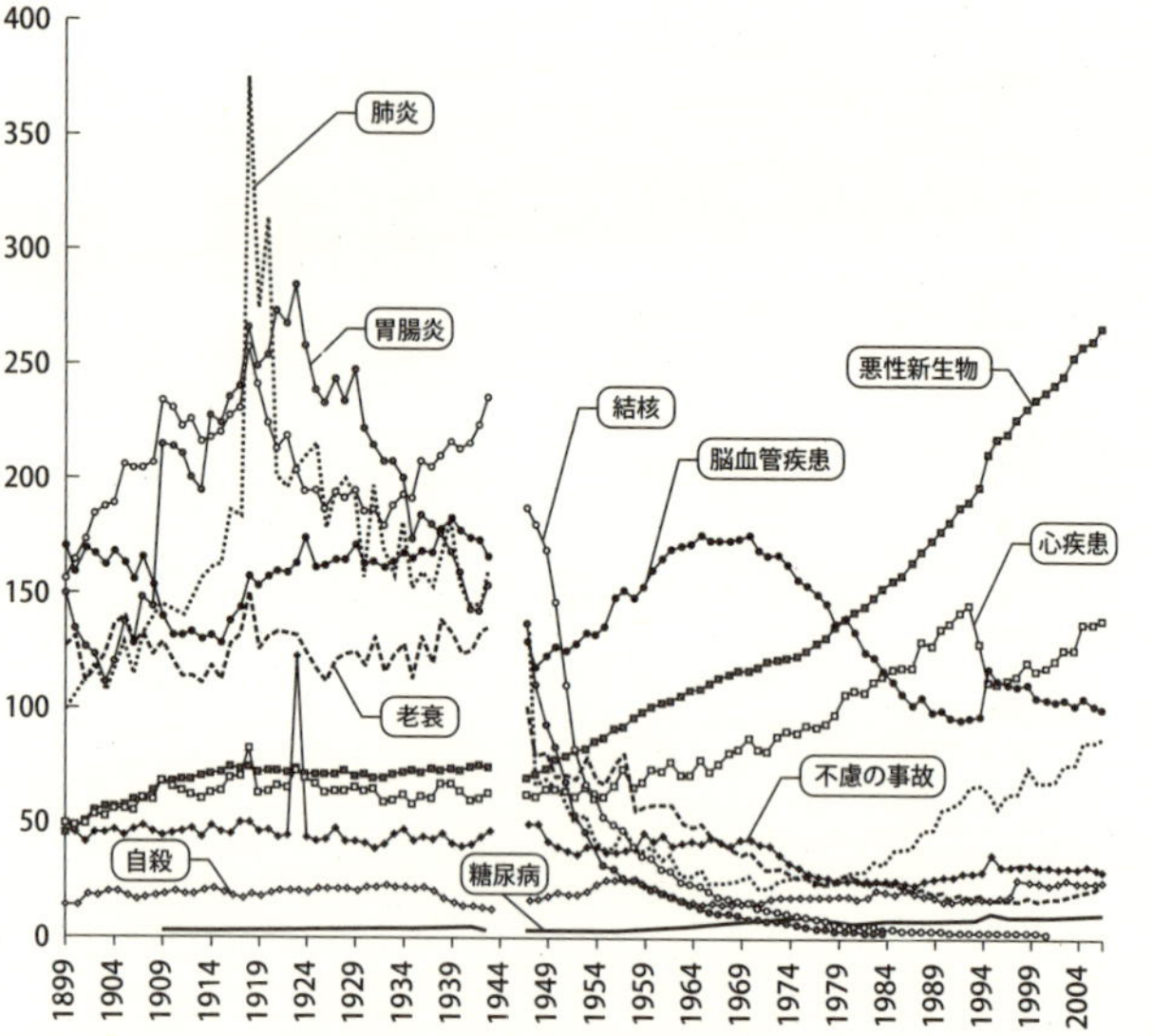

（注） 1994 年の心疾患の減少は、新しい死亡診断書（死体検案書）（1995 年 1 月 1 日施行）における「死亡の原因欄には、疾患の終末期の状態としての心不全、呼吸不全等は書かないでください。」という注意書きの事前周知の影響によるものと考えられる。2007 年（データ末尾年）は概数。

（資料） 厚生労働省「人口動態統計」

死因別死亡率の長期推移

出所：本川裕「社会実情データ図録」
http://www2.ttcn.ne.jp/honkawa/

1　人生いろいろ、病気もいろいろ

「人生いろいろ、あがり坂もあれば、くだり坂もある、それに加えて〈まさか〉という坂もある」と名言（迷言！）をはいたのは、元総理の小泉純一郎であった。ある意味で、暗中模索、明日なにが起こっても不思議ではないという毎日を、比較的気楽に生きている私たちの日常生活は、本当は、心配すればノイローゼになってもおかしくないような「綱渡り」なのである。だから、万が一（まさかの時のために）綱から落ちても大丈夫なように「セーフティネット」が準備されていなければならないとみんな考えている。

病気（「病気の定義」は、思いのほか難しいけれど、ここでは、もっとも広義に各種の疾病や傷害、たとえば、交通事故、労働災害、天災、通り魔なども含めて考えている）も人生と同じように、実にさまざま。しかも、最近では「まさか」の類《たぐい》で起こるものもいろいろ現れ始めている。たとえば、良かれと信じて「病院」（医者）に行って治療を受けたのはよいが、それがもとでＡＩＤＳやＣ

型肝炎に感染してしまうなどは、まさに「まさか」の坂を転げ落ちるようなものではないか。

ごく一般的な傾向でいえば、一昔前は衛生状態が悪く、栄養のある食物も満足にとれなかったので、人間は、主として外から侵入してくる細菌やウイルスに抵抗できず、各種の感染症に犯されても、もっぱら安静と栄養によって「自然治癒力」に望みを託すという以外に有効な対処の方法がなかった。しかし、最近の先進諸国では、外的侵入者に対しては抗生物質などを使ってこれを叩き殺す、悪い部分は高度に発達した外科手術で取り除くなどのすべを発達させて、「病気と闘う」姿勢を強く打ち出すようになっている。だが、その半面で、高齢化の進展、新陳代謝異常、自律神経失調、免疫系の機能低下などによって、病気はいわば身体の内部から「反乱軍」となってわれわれを襲うという格好になっているのだ。加えて、労働条件の悪化やストレス、過剰栄養によるコレステロールや脂肪の蓄積、あるいは環境汚染など、新しい病気の原因が続出して、医療水準の向上や医療設備の充実にもかかわらず、むしろ新しい病気が次々とつくり出されているのではないかという印象さえぬぐいきれないのである。

感染症にたいする良い結果が現われたのは、主として公衆衛生状態や栄養摂取の改善に大きく依存しているといわれているが、もちろん治療技術の進歩や新薬の開発もそれなりに貢献していることはまちがいない。細菌やウイルスの介在する感染症が激減したのが、その証拠である。しかし、同時に、新しく発生・増加した病気も多い。なかでも有名なものは、いわゆる「成人病」（現在では「生活習慣病」と呼ぶ）であるが、加えて交通事故や犯罪、労働災害や戦争など、人間社会の仕組みのなかにその原因があると考えられる病気や傷害も少なくない。あとで述べることになる、世界における飢餓や貧困、子供の死亡や災害の犠牲者などは、明らかに人類社会が構造的につくりだしている「病気や傷害」であり、過日（二〇〇八年六月一五日、夜九時放映）ＮＨＫ特集「激流中国」で目にした現代中国の現実は、「医療格差がここまでいくか」と、人間社会の残酷さにことばを失う思いであった。農村部の医療の荒廃をしりめに、大都市では豪華ホテルを買い取って、富裕層のためのＶＩＰ病院を拡大している元公立病院の話である。治療も看護も一流ではあるが、診療費も超一流で、庶民には「高嶺の花」、いな「幻の花」というところだろう。もちろん、中国の庶民には国民健康保険などというセーフティネットはないから、子供の治療費を稼ぐために都市部に出て仕事を探す人々の姿は悲惨としか言いようがなかった。中国やインドに行って「金持ちの日本人」が腎臓を買うという話を思いだしながらテレビをみていた。

2　激変する現代人の生活環境

現代人をとりまく環境で、大きく変わったものは、衛生環境と食生活である。感染症についていえば、憂いと不幸の象徴として近代小説の格好の題材とされた結核。若いときに発病することも多く、患者は療養病棟でただただ死を待ち続けるしかない不治の病であった。かの石川啄木は、自分の母親を肺結核で亡くした次の年（一九一二年）に、自らも同じ病気で他界し（享年二六歳）、その次の年には妻節子も肺結核で後を追っている。衛生環境が不良（水洗便所などは夢のまた夢）で、鶏卵や牛乳が貴重品であった時代の話だ。実際、この国では一九三〇年代の死因の第一位は結核であった。

ところが、戦後の一時期には、外科手術が有効であるということになって、結核菌で壊死した部分を切り取ってピンポン玉のようなもので埋めてしまうといういささか荒っぽい治療法が流行したが（この手術を受けた人は背中に大きな傷跡を残す）、ややあってストレプトマイシン（一九四三年に発見された坑結核薬）、さらには各種の抗生物質が使われるようになると、結核を含めて、肺炎、気管支炎、胃腸炎などの感染性の病気は急激に減少した。そして今度はそれらに替わって、身体の内部の代謝不良によるいわゆる「成人病」が台頭してきた。一九八〇年代半ばには悪性腫瘍（がん）が日本人の死亡原因のトップに躍り出て、着実にその勢力を伸ばしながら今日に至っている。がんは、正常な人間の細胞が突然悪玉に変身して自己増殖するのであり、いつ、だれの、どの身体部位に発生するかはまったく予測が困難である。そのため早期（小さくて、まだ転移しないうち）に発見して、これを切り取ったり、放射線で焼いたり、あるいは薬で叩いたりして治療するのが最適だといわれているが、「がんもどき」（近藤誠）という言葉があるように、すべての小さいがんが本当に悪者かどうかを判断するには、少し経過をみるべきだという意見もある。

だが、大雑把にいえば、高齢社会化（長生きする人が多くなる）の影響で免疫機能が低下したり、身体機能が不調になったりして、がん患者が多くなり、加えて、老化にともなう身体組織や器官の「加齢疲労」が原因で、心不全（心筋梗塞や狭心症）、それに脳卒中（脳梗塞や脳出血）が、がんに次ぐ現代日本人の死亡原因になっている。

そこで政府は、日常の生活習慣を改善することがこうした病気には不可欠だというので（「成人病」を「生活習慣病」と名前をつけ直した）、老いも若きも、毎日毎日の自分の生活に気をつけて、食事、運動、休養、ストレスなどに留意するように、また、医学的に「発がんの原因になる」と実証されている喫煙などは極力控えるようにと、全国民の指導にのりだした。二〇〇〇年にスタートした「21世紀における国民健康づくり運動（健康日本21）」では、栄養・食生活、身体活動・運動、休養・心の健康づくり、たばこ、アルコール、歯の健康、糖尿病、循環器病、がんの九分野、七〇項目について、成人の一日当たりの野菜の平均摂取量の増加、日常生活における歩数の増加など、具体的な目標を掲げて全国民の「健康づくり」を指導、かつ定期健診などを義務化しようとして、二〇〇二年には健康増進法を制定した。そこでは、地方公共団体における健康増進計画の策定や受動喫煙を防止する措置をとる努力を義務化することまで、組み込まれている。こうして、病気の個人責任説がますます強化されようとしているのだ。

本音は「高騰する医療費の抑制」だと想像されるけれど、これを先進国（たとえばＯＥＣＤ諸国）と対ＧＮＰで比較すると日本の医療費はきわめて控えめだという事実もある。実際、二〇〇六年の数字では、日本の医療費対ＧＤＰ比は八・二％、三〇カ国中二一位であった（OECD Health Data 2008）。とはいえ、日常生活における自己管理、自己統制を無視することもできまい。えてして、人間は若い元気なときから健康に留意して生活するなどということは苦手だ。サケだ、ワインだ、グルメだ、クルマだというのも、過酷な競争社会で生きる現代人にとっては、恰好の「息抜き」になっているかもしれないのである。それとも、高度消費社会の経済が円滑に機能するためには、こうした「健康に悪い消費」も奨励されなければならないのか。かつて、筆者は「アメリカにおける精神病院の数の変遷と日本における赤提灯（いわゆる、広義の飲み屋）の数の変遷は相関関係にある」のではないかと考えたことがあったが、もちろん科学的に実証したわけではない。日本社会には、行きつけのバーに足しげく通って「ママ」や同僚に仕事の愚痴をこぼしながら、日頃のウサ（ストレス）を解消する場所がある（あった）が、個人主義、家族主義の強いアメリカ社会にそんな場所はない。せいぜい家庭での持ち回りの「友人たち」によるパーティだ。そんな場所で、酔っぱらって「くだを巻く」などの行為はルール違反で許されない。だから、パーティそのものがストレスになる可能性もある。それぞれが日頃の「社会的役割」を演じ続けるからだ（実際、これは「比較アルコール文化」の問題である）。

いずれにしても、飽食や運動不足、そして過労や不規則な現代人の生活は、一見便利で快適そうにみえる高度消費社会の「コインの裏側」であることはまちがいない。

3 「ワラでも掴みたい」患者たち

激流にのみこまれたひとは、かりにワラを掴んだとしてもおぼれて死ぬ運命にある。それでもひとは「ワラをも掴む」。たまたま勇敢なひとがいて、難病を克服して希望をもって生きていたりすると、ニュースになり、美談になる。それは、こうした人びとが決して多くないということを、逆に物語ってはいないか。その反対の極にあるのが、古来より「功なり、名を遂げたひと」たちが、不老長寿の薬を求めるという話だ。もちろん、そんなものがあるとは思えないが、それでも巨万の富をつんでこれを捜してこいと命じた皇帝がいるとかいないとか。現代医学でも、百歳以上の人びとの遺伝子を分析して、なにか長寿につながるものはないかと、研究を始めている。

ひとが思いもかけぬ大事故や重篤な病気に襲われたとき、「なぜ、今、私が…」と考えるのが「患者の心理」である。青天の霹靂、しかもすべては初体験で理性を失っても不思議ではない。(神を信頼し、自らを神の子であると叫んだ)キリストでさえ、十字架に張りつけられて九時間後、「神よ、どうして私がこのような過酷な苦しみを受けなければならないのですか」（原文では、「なぜ私を見捨てたのですか」とある。マタイ27：46）と、神に問うたという。日ごろから、大酒を飲み、タバコを煙突のようにすい続けていたというなら、肝臓、あるいは肺臓にがんが発見されてもある程度は納得できるかもしれない。老化による身体部位の機能低下が原因で、老人固有の病気がやってきても、「もう、歳だから…」と少しはあきらめもしよう。しかし、自分の不幸の原因が、まったく思い至らぬとすれば、これは「運命です」と簡単に受け流すわけにはいくまい。

こうした場合、ひとは現実に対して怒りの感情をもち、予後に対する不安にさいなまされる。だが、これがよくない。すでに、心身問題の研究者は、このようなストレスが生理学的に身体に悪い影響をもたらすと考えてきた。こうなれば、治る病気も治らないという悪循環におちいる可能性がある。そこで、このような感情的な行為をさけるべく、ある種の「制度化」が工夫される。

アメリカの著名な社会学者パーソンズ（一九〇二―一九七九）は、「患者の役割」という概念を提起した。社会学では、役割というのは各人の社会的地位に応じて期待されている一種の行動パターンである。かれによれば、患者（となったもの）は、二つの権利と二つの義務をもつとされる。権利とは、（1）通常の社会的義務から解放される、（2）病気であることの責任を問われない、であり、義務とは、（1）病気を治すという意欲をもつこと、（2）そのために、専門的な能力をもつひとに援助を求めること、だというのである。たしかに、期末試験のような大事な試験の場合でも、なにかの病気であったという医師の診断書を提出すれば追試が受けられる。勤め人なら堂々と休みがとれる。つまり、病気では基本的には自己責任が追及されないのである。

しかし、個人主義の進展（医療の主体は患者個人である）や自己管理が必須の生活習慣病が主流になった今日では、この考え方も適切ではないというひとも出てきている。宗教的な理由から、近代的な医療を受けることを拒むひとの首に綱をつけて病院にひっぱっていくことは、たぶんできまい。かつて（二〇〇七年六月）、帝王切開の手術中に大量出血し、（医学的には）輸血が必要と判断されたが、本人との「同意書」も交わしていたという病院は宗教団体「エホバの証人」のこの患者の意思を尊重して輸血をせず、患者は死亡した。信仰上の理由で、輸血を拒否する患者に対するマニュアルを作成していたという病院だが、事故後に病院は院内に事故調査委員会を設置し、関係者から聞き取り調査をしたうえで「問題はなかった」という判断を下したという（『毎日新聞』大阪、夕刊、二〇〇七年六月一九日）。ちなみに、エホバの証人の信者に対する輸血をめぐっては、緊急時に無断で輸血し救命した医師と病院が訴えられ、個人の意思決定権を侵害したとして最高裁で被告の敗訴が確定している（同上）。

だが、他方、好き勝手に不健康な生活を続けたために、莫大な医療費のかかる病気を治療するはめになったとしたら、（保険医療制度のもとでは）これは許されないであろう。禁煙運動が（一部の人びとの反対にもかかわらず）着々と進行しているのは、その証拠ではないか。もちろん、それでも「患者の主体性」と「治療行為の適正」とのあいだの対立が解決したわけではない。それが、インフォームド・コンセントなどの概念を含む生命倫理（Bioethics）（学）登場の背景である。

4　「病院」は「病人」をつくるか

「りんごが赤くなれば、医者が青くなる」という謎かけのようなことわざがある。そのこころは、栄養たっぷりで健康によいりんごを多くの人びとが食べて、その結果、病気になるひとが減ると、医者は顧客を失って商売がなりたたなくなる、ということだそうだ。ところが、現実はそうはならなかった。医療の設備や機器、新薬の発見や医師数の増大にもかかわらず、患者は減るどころか、むしろどんどん増加し、現在日本では周知のように「医師の不足」が危機感をもって叫ばれている。

他方、「医原病」というあまり聞きなれない言葉がある。広辞苑をひくと、「医師の診断治療行為によって患者にあらたにひきおこされる疾病および疾病状態。本来は医師の不適切な言動、または患者の誤解、自己暗示などによる心因的異常を指すが、広義には医療にもとづく種々の副作用・後遺症をも含む」とある。ようするに、医者に行ったらかかってしまう病気があるということで、これならむしろ病院や医者は避けておいたほうがよい、行かないほうがよい、ということになってしまう。もちろん、ときには単純な医療過誤で、看護師が薬（ときには患者）をとりちがえたり、未経験の医師が手術で失敗したりして、患者の命が失われることもおこるが、そうしたケース以外にも、もっと大きな視点から発言するひともいる。

すなわち、病気になるにはそれだけの理由が必ずある。それは、生物である人間がその環境とのあいだで、適切でバランスのとれた「適応」（均衡）をうしなうことである。生物としての人間は、本来、この不適応を解消する能力をもっている。それを「自然治癒力」というが、近代医療技術の人間（自然）への過剰な介入が、この力を人間から奪いさっているのだ。だから医療は、病気（自然）にたいしてもっと謙虚でなければならないという。「熱が出る」（体温の上昇）というのは、ある意味ではそれが必要だから、生体がそう反応しているのであり、対処療法でやたらに解熱剤を使うなどというようなことは、そろそろ人びとの「生活の知恵」になってきているのではないか。風邪薬などというものはない。風邪をひいたと思えば、暖かくして二、三日寝床で安静にしているのがいちばんよい、などともいわれている。ところが、近代医療に「飢えた」人びとはこうした場合でも、救急車を呼びつけ、大病院に殺到するという。こうなれば、「患者が病院をつくる」という逆説にもなりかねない。

「患者様」という言葉が大病院などで使われだしたのは、そう昔のことではないと思われるが、これは「お客様は神様です」という不況の続く流通産業で小売店の経営者などが口にしたものが広がったものだ。買い手市場、すなわち顧客のほうが店主より力が強いというわけだ。買い手に気に入ってもらうために過剰なサービス合戦がはじまった。おかげで、官庁や役所などでも無愛想な応対が減ったという。医療ではどうかというと、やはり「患者様」は患者であって、一方では頼みの綱は「お医者様」であるが、他方ではモンスター・ペイシェントと呼ばれるような傲慢な患者もあらわれている。

全国に先駆けて、「患者様」という言葉を取り入れた亀田総合病院（千葉）の院長は、「もてなしの心」をこめてこの言葉を使いだしただけで、言葉の使い方は本質的なことではないという。「患者と対等な立場になることが重視されるなかで、医療はサービスと称してへりくだった態度をよしとする思い違いをしてきたような気がする」という医療従事者もいる。京都大学病院では二〇〇六年末から掲示物やホームページなどの「患者様」という表現を「患者さん」や「患者の皆さま」に改める作業を進めているという（『朝日新聞』東京、夕刊、二〇〇七年五月二日）。

「患者様」の出現は象徴的な出来事だと私は考えている。医療は今、ある種の混乱状態にある。インフォームド・コンセントを医者と患者は平等（同格）なのだと考えたり、セカンド・オピニオンをデモクラシーと勘違いしたりする患者はいないだろうか。医療保険制度の混乱などもあり、医師や医療制度にたいする人びとの信頼が崩れている半面で、医師による診断・治療（医療）を必要不可欠とする患者たちが病院に殺到しているのである。

5　権威の崩壊と自我の肥大

現代社会の不幸のひとつは、権威の崩壊と自我の肥大である。このことは、社会のあらゆる領域で起こっており、それが社会（制度）の健全な展開を阻害しているようにみえる。とくに、学校における教師と生徒の関係、家庭における親と子の関係、医療における医師と患者の関係などはその好例であり、実際、こうした領域では安定した制度的構造が壊れているように思われる。もちろん、上下の関係（階層関係）があって、権威者が上意下達で人びとを支配しているのがよいというわけではない。二〇〇八年六月、伝統的で閉鎖性の強い相撲部屋で若い力士が死亡するという事件が起こった。

圧倒的な階層社会で、親方や兄弟子たちが「かわいがり」といって、リンチに近い過酷な稽古を繰り返したことが死因で、刑事事件に発展したというものである。これはひどい。だが、今回の後期高齢者医療制度でも、高齢者（老人）への畏敬の念（敬老精神）が、ひとかけらもみえないというひともいる。たしかに、高齢者の数が大幅に増大し老人の希少価値が低落したこと、老人の末期の生活を目の当たりにする機会が増え（認知症の老人やベッドが生活空間になっている老人たちの日常生活を観察、できれば介護の実習をしてみればよい）、高齢者への畏敬の念がもちづらくなっていることなど、いろいろな原因が考えられる。

社会関係が、信頼にもとづいて成立することは当然だが、信頼の一要素として権威がある。権威は、「暴力の経済」といわれるように、直接相手に実力行使をおこなわないで相手を服従（いや、むしろ喜んで敬服）させるものである。「裸の王様」という話もあるが、適切で説得的な権威は、社会関係をスムーズにする。かつては、大先生に脈をとってもらうだけで病気が治ったような気がするという患者もいた。信頼する大先生に「これを飲めば病気は治る」といわれて、メリケン粉を良薬だと思って飲んだ患者が、実際に病気が治癒した（プラシーボ効果、偽薬効果）という話は昔からいわれていた。人びとが、こんなにも簡単にだまされる（権威に弱い）ということは、もちろん問題だといえば問題だが、権威がよい方向で利用されることはむしろ好ましいことでもある。

一般論でいえば、社会の重要な働きを担う諸制度が、次から次へと悪事を働く、偽装をおこなう、国民を騙すというようなことが昨今のニュース・メディアを埋め尽くしている。大は保険庁の年金問題から小は食品産業の産地偽装問題まで。それをメディアが正義の味方、国民の味方として執拗に報道する結果、権利意識を強くもつようになった国民大衆は、すべては信用できないという気持ちにおちいっている。社会の仕組みがきわめて複雑になっていること、メディアをとおしてしか「真実」(らしきもの)を知ることができないこと、そしてなによりも自己利益を中心に、真実を隠しとおそうとする当事者の意識が問題である。「昔からの慣行であった」と、罪の意識さえもたないひともいる。

医療をめぐる事故についても、カルテの改ざんや隠滅、医療関係者どうしのかばいあいが、人びとの不信を助長している。これにつけ込むように自己の権利意識を肥大させた患者が現れた。常識の限界をこえた要求や注文を医療制度(医師や病院)に求めるのである。医療が人間関係であって、科学ではないということを忘れてはいけない。第二次世界大戦ではシベリアで戦い、戦後もソ連に抑留され、帰国してからは東京タワーをたてるトビ職として働いたという老人が、満身創痍の状態で人工透析を受けながら老人ホームで生きているのを、科学で助けることができないのは明々白々である。酒もたくさん飲んだかもしれない、タバコも大いにすったかもしれない。しかし、かれの自我はもう肥大する力さえ失っている。

6　それでも、決断しなければならない

われわれのうち半分が悪性新生物（がん）にかかり、三分の一がこれで死ぬことになるというのが現代日本医療の統計的事実である。それから、心疾患、脳血管疾患とつづく。前者は、冠状大動脈のバイパス手術などで元気になって頑張るひともいるが、この手術には莫大な金がかかり、国民医療費の高騰に貢献する。後者は、命をとりとめても後遺症に悩まされるものが多く、半身不随や寝たきりになるものも少なくない。加えて、心臓、腎臓、呼吸、膀胱・直腸、小腸、免疫の六つの（うちの一つ）機能障害をもつものを「内部障害者」と呼ぶが、こうした人たちのなかには先天的な病気や難病で苦しんでいるひともいる。しかし、多くは高齢期の病気が原因で障害者になった人びとである。この事情は、精神障害者にもいえることで、アルツハイマーのような高齢化に伴って多く発症する疾患もこの類《たぐい》だと思われる。統計的にみても、身体障害者の場合、一八歳未満のものに対して一八歳以上のものは三八倍、精神障害者でも、二〇歳未満のものに対して二〇歳以上のものは約一七倍という数

字がはじき出せる（平成一九年版『障害者白書』の参考資料より計算）。

現代日本人の「病気」の概略は上に述べたとおりだが、これに加えて、最近では都市直下型の大震災のような、いわば日常的生活環境を叩き潰してしまう天災（人災？）などもみすごせない。こうした災害は、たんに人命を奪ったり傷害をもたらしたりするだけではなく、ボディブローのようにあとあとわれわれを苦しめる。多くのひとが災害の後遺症に悩まされ、親を失った子供たち、肉親や友達をなくした人びとは、いわゆるＰＴＳＤ（心的外傷後ストレス障害）を抱えることになる。世界に目を転じると、二〇〇八年五月には、ミャンマーでサイクロン（台風）、中国では四川大地震が起こり、何万人ものひとが死に、その何倍もの人びとが傷害を負ったと想像できる。こうしたことが、地球全体の気象変化（温暖化）などと関係しているかどうかは定かではないが、ことは「対岸の火事」ではない。日本でも、二〇〇八年六月一四日に、岩手・宮城内陸地震が山間部で多くの地すべりを発生させ、死者の数こそ少なかったけれど、雨季と重なって復興は容易に進みそうにはない。そうかと思うと、東京の秋葉原で無差別殺傷事件が起こり、（世間から疎外されたと思い込んだ）ひとりの若者が、無差別に七人の命を奪った。とにかく、四万人だろうと七人だろうと、死んでいった人びとはそれぞれの思いで生きていたわけであり、そのまわりには当然これを上回る数の人びとが「健康で文化的な生活」から引き裂かれたのである。

ふたたび統計的データだが、現在日本ではここ一〇年連続で年間の自殺者が三万人を超えるという事実が続いている。警察庁の最近の発表によると、平成一九年の日本の自殺者は三万三〇九三人、男性は女性の約三倍だが、同時に注目すべき点は、年齢上昇と自殺者の増加には明らかな相関関係があること（実際に、六〇歳以上の自殺者が全体の三分の一を占めている）、自殺の動機・あるいは原因の四八％は「健康問題」であること（ついで、二四％が経済・生活問題）である、そしてこれは別の資料だが、うつ病が自殺の重要な引き金になっているということである。

実は、「うつ病」は現代社会を如実に写す鏡の役割を担っている。職場や家族、近隣での人間関係が、かつての慣行や伝統にもとづくものではなくなって、人びとの生活環境が「こころの安定感」を損なってしまった結果だからである。うつ病の診断や治療はいまだ手探りの状態だが、これからの医療の重要課題の一つとなろう。

参考文献

H・E・シゲリスト『文明と病気』岩波新書（上・下）、一九七三年。
I・イリイチ『脱病院化社会』晶文社、一九七九年。
園田恭一・米林喜男編『保健医療の社会学』有斐閣選書、一九八三年。
高橋晄正『社会の中の医学』UP選書、東京大学出版会、一九六九年。
波平恵美子『医療人類学入門』朝日選書、一九九四年。
ルネ・デュボス『人間と適応』（第2版）みすず書房、一九八二年。
小川鼎『医学の歴史』中公新書、一九六四年。

用語解説

(1) エイズ

ヒト免疫不全ウイルス（ＨＩＶ）が原因で発病する感染症。免疫機能が後天的に失われていくので、ＡＩＤＳ（Acquired Immunodeficiency Syndrome：後天性免疫不全症候群）と呼ばれている（一九八一年発見）。性交、ドラッグの注射針、母子感染などで感染する。日本では、血友病患者などで、血液製剤や輸血で感染したものもいる。サハラ以南のアフリカで圧倒的に猛威をふるっているが（世界全体のエイズによる死者の四分の三はこの地域に集中していて、ＨＩＶ感染者の数が世界一である南アフリカでは、その数五五〇万人といわれている。二〇〇七年）、グローバル化でひとの交流が増え、ＨＩＶ感染者や発病するもの（エイズ患者）は全世界に拡大しつつある（二〇〇四年にはその数約四千万人、患者数だと約一六〇万人）。抗エイズ薬が開発されつつあり、発病予防や延命が期待される。ちなみに、厚生労働省エイズ動向委員会の発表では、日本のＨＩＶ感染者・エイズ患者の報告数累計では九八三七人（ただし、血液凝固剤の投与に起因する感染者は除く。二〇〇八年）と、二〇〇二年までの累計二四〇人から着実に増加している。ちなみに、同省エイズ治療薬研究センターのホームページには、二〇種類近いＨＩＶ治療薬のリストがある。

(2) 「がんもどき」

慶応大学医学部の近藤誠医師が用いた「造語」。もともと、乳がんの専門家であったが、当時（一九八〇年代後半）外科的療法全盛のなかで、「乳房温存療法」を提唱した。その研究過程で、「温存療法後の乳房内への再発は他臓器への転移を増加させない」というデータが欧米から発表された。それまでは、「がんが発生した臓器に再発が起これば転移は必至」というのが常識。これを説明するために、「ほっておいても転移しないがん（らしきもの）」があるのではないか（これをがんと呼べるか）と考え、この概念に到達した。その後、がん治療法も進化して、放射線治療や薬物療法、さらに整形外科技術を駆使して、「早期発見、早期治療」の原則が定着してきた中で、近藤の主張も往年の影響力を失ってきたかに見える。

(3) 国民医療費

国民が一年間に、医療機関において傷病の治療に対して支払う費用の合計。診療報酬のほかに、薬剤費や看護費（健康保険で支払われるもの）なども含まれる。日本の国民医療費は、現在（二〇〇〇年代後半）約三三兆円、国の一般会計歳出八五兆円の約四〇%になる。そのなかで七〇歳以上の医療費は全体の四割強といわれる。だが、国際比較でみると（一九九六年）、一人当たりの医療費では世界第七位であるが、対GDP比では一九位になる。日本では、国民皆保険で患者数が多いから、それも考慮すれば、（患者一人当たり）医療費は決して高くない。なお、医療費の三割弱が薬剤費というのも異常である。「日本人はクスリ好き」ではすまされない問題だ。製薬会社が、高価な新薬を売り続けるからである。日本の場合、この費用を賄うための方式は、医療保険制度（自助、共助、公助の原則）である。しかし、地域や職種による保険組合が不統一であるため、「負担の公平」が問題になっている。高齢社会になって、高齢者の人口が相対的に大きくなると、医療費の上昇も必至で、政府としても、あらゆる施策を駆使して、その増加を抑えようとしている。

(4) アルツハイマー

アルツハイマー病、あるいは（アルツハイマー型）痴呆とよばれ、ドイツの精神医A. Alzheimer（一八六四―一九一五）が最初に報告した（一九〇七年）。老人の病気と思われがちだが、若年層でも発病し、急速に痴呆が進む。脳神経細胞の器質的変化（神経伝達物質の不足など）で、脳神経が大量に死滅・脱落して脳が萎縮し、最初は記憶障害、失認、失語、そして無関心、人格崩壊にいたり、最終的には、寝たきりになる。臨床症状は、CT、MRなど画像診断ができるが、有効な治療法はない。推定患者は約百万人、脳血管性痴呆と区別して「アルツハイマー型認知症」と呼ばれるが、時間や、人、場所などの見当がつかなくなり（「見当識障害」）、日常生活でも、周りの人（とくに、家族）を巻き込んでさまざまなトラブルを起こす。なお、先天的な「痴呆」と区別して、後天的な疾患を認知症と呼ぶようになった。脳代謝改善薬を、長期に投与することで、症状に改善がみられることもある。被害妄想や「徘徊」などの行動もあるので、「偏見」を持たない地域的な取り組みが奨励されている。

(5) うつ病

日常生活でも、気分がめいったり、はしゃぎたくなったりすることはよくあることである（それが一定の節度を超えると、ある種の感情障害）。通常は「うつ」と「そう」が周期的に循環してくるが、前者が単一病相として二週間以上持続する（活動性の低下、体重減少、睡眠障害、自殺願望など）ものを「うつ病」と呼ぶ。都市化、工業化、核家族化、高齢化などによるストレスの増大で発症頻度が増え、生涯発病危険率は一〇人に一人といわれる。脳中枢の神経細胞でのセロニンなどの欠乏で化学伝達が弱まり抑うつ状態を招く。心身の休養と抗うつ剤で治療が可能である。統合失調症、神経症、ストレス性障害、発達障害など、精神疾患については複雑な日常生活要因が絡んでいるので、その診断や治療は非常に難しいと思われるが、集合的社会現象としては、年間三万人を超える自殺者がいることなど、目に見える形でその蔓延が見て取れるのである。

第2章　だれが、助けてくれるの

——医師と患者

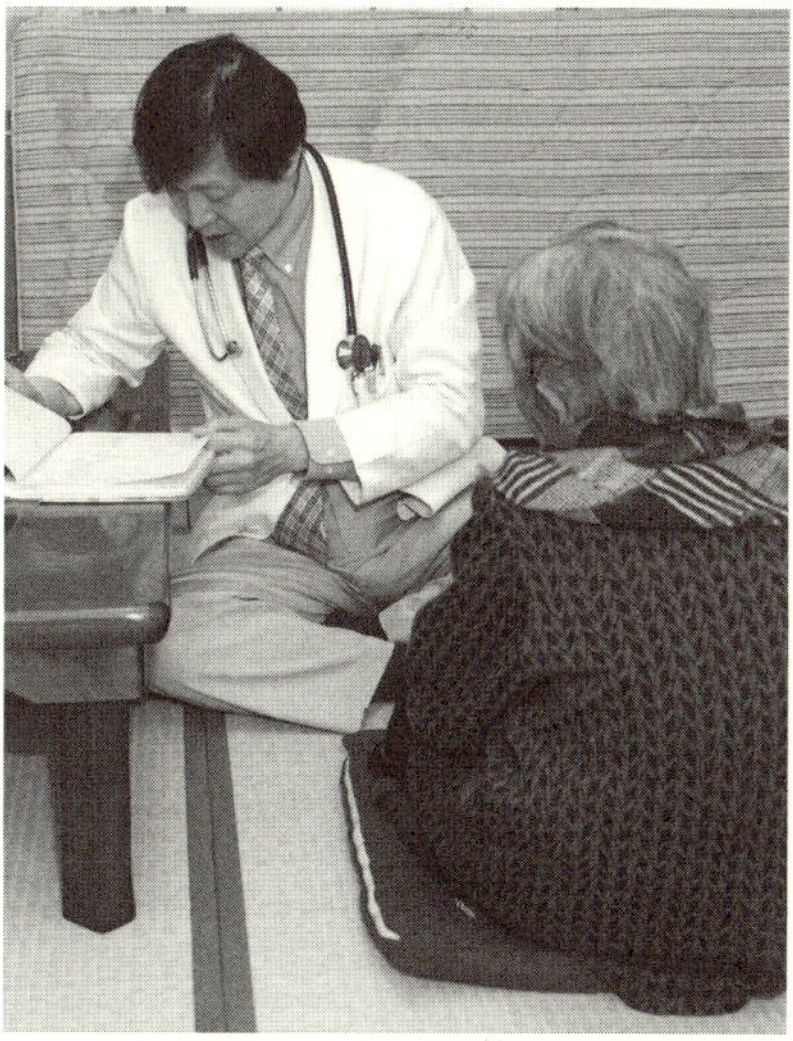

巡回診療する医師（写真提供：共同通信社）

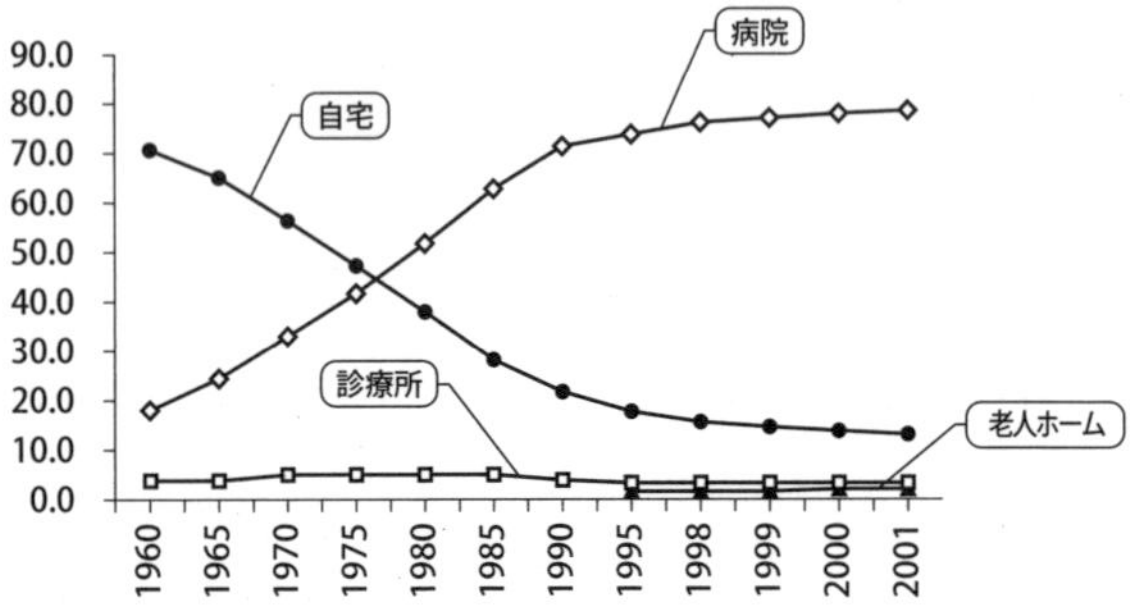

（注）　1990年までは老人ホームでの死亡は自宅またはその他に含まれている。

死亡場所の内訳・推移

出所：厚生労働省「平成13年　人口動態統計」

1 医師とはだれのこと

それはそれとして、しかし、人は生きておれば病気にもなる。本人も周りの人たちも気が動転してしまうようなことも起こりうる。原因が分からぬまま、大量の血を吐いたり、高熱をだしたり、意識を失ってぶっ倒れたりすれば、これは異常な状態である。だからといって、普通の人には救急車は呼べても、「医者」をやることはできない。どんなに医療の知識があったり、技術がすぐれていたりしていても、である。ときどき、飛行中の航空機の中で「ご搭乗のお客さまのなかに、お医者さんはいらっしゃいませんか」などというアナウンスが流れることがある。そう、医師なのである。

明治以来、近代日本では医療の基礎に生物学をおく西洋医学を取り入れ、これにもとづいて医療（教育）制度をつくりあげた。すなわち、医師は国家（が認定した）資格であり、だれでもが好き勝手にやることができない職業なのである。病気になったり、重傷を負ったりすると、ひとは医師の援助を求めることになる。こうして、ひとは「患者」になる。医師は特別の専門教育を受け（近代医学を基礎にした体系的知識や高度な治療技術を身につけている)、国家試験に合格して、医師免許をもったものをいう。病気の手当てをすることができる専門家で、その業務を独占している。セクハラに問われることなくひとの身体を触り、傷害罪に問われることなくひとの身体を切ったりすることができるのである。だから、患者になれば「ワラを掴むよりは、医師を掴むこと」を考えたほうがよい。もちろん、医療とはなにか、医師とはなにか、ということについては、それぞれ「医療法」「医師法」などという法律があって、こと細かく説明があるので、読んでおくとよい。しかし、世の中には不思議なこともある。ときどき新聞に載るような話だが、長年「親切な良い先生」だといわれて、患者の信頼も高かった医師が「医師免許」をもっていない「偽医者」だったという(医師法違反)こともあるのだ。医師とは何かと考えてみるきっかけにはなろう。

救急車で緊急にどこかの病院に運ばれれば別だが、最近では、医業者の広告がかなり緩和されて郊外の私鉄の駅や街中の電柱に医院などの広告がけっこうある。インターネットなどでも情報が手に入るので、近隣の診療所や病院がどこにあり、なにをやっているかはすぐわかる。友人や知人の「口コミ」で、よい医師を紹介してもらうことも可能だ。けれども、できれば長いつき合いがあり、家族のことなどもよく理解してくれている「かかりつけの医者」(家庭医、主治医)がいれば、これにこしたことはない。医療制度が国家の管理下に置かれているイギリスなどでは、国民は特定の開業医を「かかりつけ医」として登録し、初診時にはその医師の受診が義務付けられる。けれども、そこでは患者の「選ぶ権利」や「かかりつけ医」の質の確保も合わせて保証しなければならない。二〇〇八年から導入された「後期高齢者保健制度」では、入院から在宅へという方針（医療費抑制）のもと、（とくに、高齢者にとっては）在宅医療も受けられる「往診」が奨励されるので、近所の「お医者さん」はますます重要な存在になろう。ちなみに、現在約三二兆円の国民医療費のうち、七五歳以上の医療費は約九兆円（総額の三割弱）、一人当たりでも八一万五〇〇〇円と、四〇代の五倍を超える。厚生労働省でも、病院勤務医の負担を減らすため、まず診療を受け、必要に応じて適切な病院を紹介するという役割を町の診療所にもたせようと、「総合科」の新設を検討しているという。すでに、大病院では、「紹介状」をもたない新患には、一定の「料金」をとるようだ。

本来、日本では、開業医制度を中心に地域医療が展開した経緯があり、「近所のお医者さん」がどこにでもいたが、家族と近隣共同体が崩壊して、大病院を地域医療の中核とした医療システムの大転換がおこったので、医療の現場も大きくさま変わりしてしまったのである。だから、医師と患者の関係も、最近では、昔と比べて大きく変わった。それに伴ってあれこれ新しい問題も生まれてきたし、人びとの意識や考え方と同時に、国家権力の介入や医療技術の進展などもあって、医者と患者が接触する場面（医療現場）がきわめて複雑なものになっている。

かつて、医者と弁護士と牧師（僧侶）は古典的な専門職（profession）と考えられてきた。その共通の特徴は、長期間の厳しい訓練で修得した知識や技術を、私的な利益を投げ捨ててでも、クライアント（助けを求め、かれらに依存する人たち）の福祉・救済のために全力投球することであったが、現実はどうだろうか。

2　医療サービスの供給体制

現在、医療や公衆衛生に携わっている人たち（医療者）はきわめて多種多様であるが、かれらは厚生労働省関連の国家試験に合格して免許を与えられたものである。基本的には、医師が中心になるが、ほかにも看護師、薬剤師、保健師、助産師、さらには歯科医師、診療放射線技師、臨床検査技師、それにあん摩マッサージ指圧師、はり師、きゅう師、柔道整復師、それに多くはリハビリに従事する理学療法士、作業療法士、機能訓練士など、それぞれ国家試験があってこれに合格しなければならないのである。職種が多様になれば、その分医療全体をコーディネートする必要が生じるが、その一部は「チーム医療」というような形で考え始められている。

それでは、昨今、不足だ、不足だといわれている、医師について少し検討してみよう。一九七〇年代初頭、一九六一年（昭和三六年）に導入された国民皆保険制度による医療需要の増大に対処しきれなくなった政府は、「一県一医大構想」などを実施して、医師の大量生産にのりだした。医師の数は絶対数だけでは比較できないので、人口十万人当たりで語られていたが、そのころの目標値は一五〇―一六〇程度であった。医学部の定員は一九六一年に二八四〇人であったのに対して、一九八四年には過去最高の八二八〇人にまでふくれあがった。成果は予想を超えるものであり、地域的な偏在もあるが、人口十万人当たりの医師数が二五〇人を超える都道府県もあらわれた（東京都、京都府、鳥取県、徳島県、高知県、福岡県『厚生労働白書』平成一九年版）。「これは増えすぎだ」というので、一九八〇年代後半に「一九九五年をめどに、新たに医者になるものを一〇％ほど抑制する」というので、医学部の定員をピーク時の七・九％減、すなわち八二八〇人から七六二五人に削減した（二〇〇四年現在）。それが今では、「増員、増員」の合唱である。しかし、ことはそれほど単純ではない。日経メディカルオンラインがおこなった調査によれば（二〇〇八年一一月、これに登録する医師会員と医学生、有効回答数一九二五人）、平均すると医師増員に賛成の者四六・九％、反対する者三八・四％であり、後者では、「増員しても結局偏在するだけ」「実力なき医師は去れ」などと厳しい。また、目下焦眉の急ともいわれる産婦人科医については賛成・反対に有意味な差（五％以上の意見の差）はなかったという（ちなみに、増員賛成の筆頭は、脳神経外科であった）。

現在、日本における医師の数は二四万九五七四人（二〇〇六年）といわれ、だいたい毎年七千から八千人が医師国家試験に合格する。ちなみに、第一〇二回目（二〇〇八年）には、七七三三人が合格、合格率が九〇・六％と過去一〇年間の最高であった。また、女性の合格者も過去最高で二六六六人（三四・五％）、しかも彼女らは合格率で男性を凌駕し、九三・八％を記録した。だが、この医師数で、今、医師不足が叫ばれているのである。たしかに、勤務医の激務（超過勤務や当直）、それに二四時間の呼び出しにも対応しなければならないとなれば、少しぐらい給料が高いといっても、人間らしい生活もままならず、過労死の危険性さえ抱え込むことになる。それでいて、患者からの尊敬や感謝の念は期待できず、うかうかすると告訴されたり、損害賠償を請求されたりすることもありうる。銀行で資金を借りて診療所を開く開業医の場合も、いわば零細企業であり、「お店」を構えているだけに簡単には逃げられない。緊急時には、結局、時間外診療や訪問診療もやらなければならない。公立病院が軒並み赤字で、専門医不足のために、産科や小児科を閉じる病院もある。救急車に乗っても、受け入れてくれる病院がみつからないために、「たらいまわし」にされて、死んでしまう急患もいる。お金もひとも不足だ、と医師たちが窮状を訴えているわけだ。

日本の医療は「安い費用で最高の治療を提供している」と、英国の有名な雑誌 *The Economist* (July 6, 1991) が特集を組んだのが夢のようである。当時の医師数は約一八・三万人、職業世襲率も約三割と高く、女性医師は全体の一割強。人口十万人当たりの医師数は一五〇人ぐらいであった。一例をあげると、今問題になっている産婦人科。お産は病気ではないというので保険がきかないが、時に子供を産んだ母親が死ぬ。最近の統計では、十万件の分娩当たりの母親の死亡数は、アフリカ全体で八三〇人、アジア全体で三三〇人、ヨーロッパでも二四人であるのに対して、日本では五、六人とほぼスウェーデン並み、世界に誇れる水準である。ところが、その後、ヒト、カネ、設備、薬剤と日本医療は著しく充実していったにもかかわらず、病気と患者と医療費がどんどん膨らんでいったのはなぜか、この謎をぜひとも解かねばならない。

3　医者を育てる

医師の数が少ないからといって、急に「増産体制」で結果を出せるという妙案はない。すでにみたように、現在供給されている医師数は、女性の進出が着実に増加してはいるが、総数ではほとんど変化がないわけだから、現体制で医師数を急激に増やすことは期待できない。医師の数が少ないのではなく、地域、あるいは診療科のあいだに格差や偏在があるだけで、問題は配分調整であるという意見もある。だが、約三〇カ国が加盟しているOECD諸国のなかで人口十万人当たりの医師数を比較してみると、日本は二一七・五人で二七位、日本より下位にあるのは韓国、メキシコ、トルコのみという状態なのである（二〇〇六年）。ちなみに、最高はギリシアの四九〇人、OECD平均は三〇〇人、フランスとドイツがそれぞれ三四〇人で平均を上回っているが、イギリスは二三〇人、アメリカは二四〇人とある（OECD Health Data 2007）。

最近、急に地域の病院から医師が消えたことについては、すでに原因は明らかだ。それは、二〇〇四年から導入された新臨床研修医制度のためだ。かつて、地域の医師配分は大学医学部が独占的にこれをおこなっていた。大学の医局はそれぞれ多くの研修医を抱えていて、「名義貸し」（実際には医師を派遣しないのに、名前を貸して、時には不正な金を受取ることもあったかも）などの悪事もはたらいたが、とにかく「縄張り」（僻地であっても）のなかにある病院には医師を送っていたのである。ところが、新制度では研修医が研修先の病院を自分で選択してよいことになったので、医局はマンパワー不足におちいり、派遣先の病院から医師を引き上げ始めた。この結果、地域の拠点病院に医師がいなくなった。それまでも、僻地や離島などでは医師がきてくれないので、破格の報酬を用意して、首長が大学病院をまわるという状況であった。それでも、医者を確保することは至難の業であったのである。なんでも医師がおこなう、決定するというのであれば、医師の業務が過酷になるのは当然だから、「標準的な医療行為」は「医師助手」あるいは看護師が担うという手もある。

現に、アメリカではナース・プラクティショナー（NP、診療看護師）やフィジシャン・アシスタント（PA、医師助手）という職種があり、診療や治療、患者説明などを担当しているという（平沢裕子）。彼らは、日本では医師にしか認められていない初期診療や急性の病気の手当て、薬の処方ができる専門職で、免許保持者が一四万人以上。日本でも一部、医師不足・過酷な労働状況の解消に、この制度を導入しようとする動きもあるようだ（大分県立看護科学大大学院、国際医療福祉大大学院など。『MNS産経ニュース』二〇〇六年一二月一七日）。しかし、これにはどうも医師会が首をタテに振らないようだ（上記の「偽医者」を思い起こそう）。

ところで、ある難関の医学部に入学した学生に、なぜこの学部を選んだのかときいたところ、入学するのが「日本一難しい学部」だったからだという答が返ってきたという話がある。医師という職業を選択するまともな理由や動機づけが皆無なのだ。少し古い筆者の医師調査結果で明らかにしたことだけれど、医師の職業世襲率も高かったからか（約三割）、なぜ医者になったのかという問に、「親が医者だったから」と答えたものが少なくなかった。しかし、彼らの名誉のためにつけ加えておくが、医師になった動機を尋ねたら、「やり甲斐のある仕事だから」という答えが三割をゆうに超えていた（「現代日本の医師―一九九三年医師調査の第一次報告」『保健医療社会学論集』一九九四年）。また、東京大学医学部学生に理想の医師像を尋ねたところ、「いいお医者さんとは、うまい、つよい、えらい、の三つの言葉で言い表される」と答えたので背筋が冷たくなったという医事評論家（高月清司）のコメントがあった。かれに言わせると、患者と問題を起こす多くの医師がこのタイプだというのだ。「患者とトラブルという意味は、患者の主張と相容れないという意味だが、自分をうまい、つよい、えらい、と思っている医師は、どうしても自己主張を一方的におこなってしまう傾向があり、最後まで患者の視点や争点に合わすことができない。患者側はそこから傲慢とか利己的とかというイメージを固めてしまい、結局お互いが何も得ることがないまま離れ離れになってしまうのだ」（『日経メディカルオンライン』二〇〇九年二月二四日）。

たしかに、医学と医療技術は日進月歩だから卒後研修は欠かせないし、だからといってひとりの医師がなんでもこなすのは不可能である。日本の医師はもちろんすべての診療科を勉強するし、開業にあたってどのような診療科目を掲げてもかまわない。だが、すくなくとも「腕に自信のある」分野でないとまずいだろう。そしてその先には、専門医制度がある。たとえば、この分野を得意とする医師のあいだで「糖尿病学会」がつくられ、一定の研修を受けたものを「専門医」と認定するのである。

医学教育では、医学の基礎知識（解剖学からはじめるのがふつう。解剖実習にはふたりの実習生に対して一個の屍体が必要）を修得させるが、どの学問分野でもそうであるように、専門領域はますます細分化・専門化しているので、分業とチームワークが欠かせないことになる。医師には、三種あるとみてよい。一般医と専門医と医学研究者である。前二者のうち一般医は、患者を直接、しかし全人的に診断して、自分の手に負えない場合には、専門医に紹介する。患者とのよい関係、よいコミュニケーションができなければならない。専門医は、やや職人的な気質があってもよいだろう。脳外科や心臓外科では、人間性も大事だが、高度な技術・技能をもっていなければ話にならないからである。けれども、ここでも医師—患者関係は、基本的には人間関係だから、患者をモノのように扱う専門医は医師の資格を欠くものだといえよう。第三番目の医師は、その経験や知識をもって医療行政にかかわるものもいるが、多くは研究室や実験室に閉じこもって基礎研究に従事する。同時に、教育者として、未来の医師を育成する役割を担うのである。

4　コメディカルは今

医師を中心にした医療活動の中で、これを支える多くの重要な専門的医療従事者がいるが、これらの人びとは「コメディカル」と呼ばれる。われわれの身近なところでは、看護師、薬剤師、助産師、保健師、さらに歯科衛生士、理学療養士、医療ソーシャルワーカーなど、その職種はきわめて多岐にわたる。ここでは、看護師を例に考えてみよう。以前は、この職種には圧倒的に女性が多かったので、きわめて自然な形で看護婦（男性の場合には看護夫）という呼び名が使われていたが、性差別だというので看護師と呼ばれるようになった。看護は、診察、診断、治療とは異なる特別な仕事で、極端にいえば、医師の監督のもとで、採血をしたり注射をしたりすることではない。だが、実際に介護士が活躍するようになる（介護保険の導入、二〇〇〇年）前には、看護も介護もともに彼女たちの仕事だと考えられてきた。看護の典型的なものが、ホスピスの看護師である（女性が多い）。彼らの仕事の中心は、患者と直接対面して会話をかわし、そのこころを癒すことである。死にゆく人びとのこころを支えることである。看護師も国家試験を合格して免許をもらう。ちなみに、今年（二〇〇八年）の第九七回目の合格者の数は四万六三四二人であった。ところで、この人たちの数は足りているのであろうか。

今から一九年前、行天良雄が岩波ブックレット（No.180）で『看護婦が足りない』という本を書いている。看護婦という言葉も懐かしいが、とにかく当時、看護婦不足で医療現場が悲鳴をあげていたのである。なにしろ、看護婦の仕事は「6K」、「危険」（医療の現場は感染の可能性で満ち溢れている）、「きつい」（昼間は、こまねずみのように走り回り、その上夜勤も少なくない）、「汚い」（今では介護の仕事だが、入院患者では排泄・身体の清潔に介助も不可欠である）、「給料が低い」（現代の介護士のように、これでは食べていけない、だから今でも看護婦には主婦などのアルバイト女性が少なくない）、「休暇が少ない」（夜勤や超過勤務、もちろん患者に「休み」はない）、それに「格好が悪い」（これは、社会的認知・評価が低いという意味）。それでは、状況は改善されたか。（正看護婦と准看護婦を合わせた数字であるが一〇年ほど前と比べると、看護師の数（二〇〇五年現在約一三一万人）は約二七％弱増加している。しかし、現在でも看護師不足の声は消えていない。なぜか。日本では、ベッド数が諸外国と比べて圧倒的に多いし、平均在院日数も長い。最近のOECDの統計では、日本では人口千人当たりの病床数、および患者の平均在院日数が、諸外国に比べて数値が高い。病床数では、ドイツが八・五床、フランスが七・五床、イギリスが三・九床、アメリカが三・二床であるのに対し、日本は一四・一床、また入院日数でも、ドイツが一〇・二日、フランスが一三・四日、イギリスが七・〇日、アメリカが六・九日であるのに対し、日本は全病床の平均在院日数が三五・七日と多い（二〇〇五年）。ベッド数が多くて、患者が長期に入院すれば、それだけ看護の仕事は増える。しかし、看護師の絶対数が不足であれば、看護師もたいへんだけれど、看護の質も落ちる。ちなみに、百病床当たりの看護師数をみると（二〇〇二年）、日本は五四人。これに対して、フランス九一人、ドイツ一〇九人、イギリス二二四人、アメリカ二三三人などとなっている。これでは、丁寧で、慎重で、適切な看護を期待することはできない相談である。

だが、その割には、一ベッドに割当てられる法定看護師数は少ないし、現実にも、病院では看護師不足だ。そこで、政府は在院日数がとくに長い療養中心の病床（三七万床、主として医療が必要な患者のための医療型二五万床とほとんど医療の必要がない患者のための介護型一二万床）を、二〇一二年をめどに大幅に削減することにした（療養型を一五万床に、介護型を全廃）。「社会的入院」をできるだけなくそうという魂胆である。たしかに、医師や看護師の仕事は「減少する」だろうが、古い形の大家族制度は崩壊しているし（ほんの少し前までは、お年寄りの介護をするのは「嫁」が第一位であった）、老人介護施設が今のままでは、受け皿がなくて介護難民があふれ出るだろうと懸念されている。現に、老人の一人所帯に加えて、老夫婦だけの所帯では「老老介護」、さらに夫婦が共に認知症という場合の「認認介護」までもが、話題になる時代になっているのだ。

こうして、厚生労働省は、医療費の「適正化」（抑制）のために、ベッド数の縮減と入院期間の短縮に力をいれはじめているが、ベッド数は病院の既得権益なので病院はこれを手放すことに抵抗する。そこで、入院患者に対する医療費をおさえることで「社会的入院」などを減らし、介護施設や家庭に病人を戻そうということになる。そうすると、患者を入院させておけばおくだけ病院は赤字になっていくので、行き場のない高齢患者を放り出さざるを得ない状況に追い込まれるのだ。

看護師は、現在、約四万人不足しているという。しかし、免許をもっているが仕事についていないものが五五万人もいる。女性の多い職種だから、そのライフスタイルやライフサイクルに合った労働条件を考える必要がある。この問題は増大する女性医師についてもいえるのであり、これからの医療の重要課題のひとつではある。

5　代替医療の効用

「健康になるためなら死んでもいい」（?）という冗談がまともに聞こえてくるような、いわゆる健康ブームが広がっている。政府が音頭をとって始めた第三次国民健康づくり運動（二〇〇〇年、健康日本21）を筆頭に、「成人病」予防のために生活習慣を変えようというので、日ごろの生活のなかで栄養、運動、休養、タバコ、アルコールなどにつねに留意して、健康増進や病気の予防に努めるのは「国民の義務」とされそうな勢いである。二〇〇六年には「メタボリックシンドローム」という概念が登場して、ヘソの上あたりで胴回りを測り、男性なら八五センチメートル（女性、九〇センチメートル）を超えると内臓脂肪型肥満、これに血圧、血中脂肪や血糖値を勘案して生活指導をおこなうという。職場や学校、それに最近では老人たちに定期健康診断・検診が強く奨励され、時には義務づけられている。早期発見早期治療の原則でがんや心筋梗塞を未然に防ごうというのである。グルメを売りものにする外食産業、これでもかこれでもかと新製品を開発するアルコール業界。他方で、タバコ屋さんに至っては、広告を制限されるだけではなく、「タバコはあなたの健康によくない」とタバコの箱に書かされているしまつだが、健康増進運動との整合性はどうなのであろうか。「健康病」というべき正体不明の病気が広がり始めたのであろうか。

そんななかで、患者はやっぱり「ワラをも掴みたい」心境なのであろう。健康はお金では買えないというのに、こと健康によい、血糖値がさがる、がんに効く、血液がサラサラになる、などというものがあると飛びつく。なかには、お酒を飲む前に肝臓の薬をのんでおくなどという欲の深いひともいるようである。難病や重篤な病気の場合は、さらに深刻である。とくに、お金持ちだったりすると、「金に糸目はつけぬ」からと、まさに「悪徳商法」にだまされる予備軍になってしまう。

もともと代替医療とは、近代医学では見落としてしまいがちな、病気の人間的（心理的・全人格的）な側面を補完できないかという問題意識から出てきたもので、その典型は東洋医学の再評価、西洋医学と東洋医学の融合を志向するものであった。また、庶民の知恵として、ある社会で長く伝承されてきたいわゆる民間療法も、現代医療を補完するものとして活用された。しかし、現実はこうしたまじめな試みを超えて、いわゆる健康ブームが（マスコミを媒介にした宣伝・広告にのって）、一人歩きを始めてしまったようである。

この手の流行型「代替医療」には、二つのタイプがあるという。第一は、「身体系」、もう一つは、

「経口系」とここでは呼んでおこう。

ラジオ体操というのがある。NHKで今でも朝六時半から一〇分間、ピアノ演奏にあわせておこなう体操の放送である。朝の新鮮な空気を胸一杯に吸いながら身体をほぐす柔軟体操で、とくに筋肉トレーニングが目的ではない。中国では、早朝、人びとが公園などに集まって、太極拳に興じるという。いずれも身体をとおして健康を保つ試みである。気功やヨガや座禅が、その呼吸法も含めて西洋で実践されるようになったのも、単なる東洋ブームではなく、現代医療に対する反省もあったのではないか思われる。こうして、針灸、マッサージ、カイロプラティック、温泉療法などが広がっていった。今日、町のあちこちで、だれがどんな資格でおこなっているのか、かいもく見当がつかないが、「三〇分何千円」とかで「肩こりが治る」「腰痛がとれる」というマッサージの店が急にたくさん目につくようになった。これが、身体系である。これに対して、口からとるもの（医食同源）で、その効用もとくに科学的に実証されたわけでもないサプリメントやクスリ（医薬品ではない）の類《たぐい》がつぎつぎと流行っては消えていく。伝統的に名前が残っているものも中にはあるが、正体不明・効用不明のものも多いのではないか。かつて、一世を風靡したL・ポーリング博士（二つのノーベル賞、化学賞一九五四年、平和賞一九六二年を受賞した）の「ビタミンC」（これを、通常より多く服用することで風邪が治るという話から、がんの予防にまで効く、と博士は書いた）もこの類だったのだろうか。

ポーリング博士は、一九九四年八月に前立腺がんで死ぬが、かれが多量のビタミンCをとっていたことで、がんの発生が二〇年遅れたと言い切った。しかし、結局、かれの説は学会で認められることはなかったのである。これも、「経口系」である。

6　医師と患者の関係が変わる

「インフォームド・コンセント」や「セカンド・オピニオン」という言葉が人口に膾炙するようになった。一昔前までは、医者が患者にあれこれ治療の中身を説明するなどということはなかった。診療中にドイツ語で書かれるカルテをのぞいても、自分にどんな診断や治療がおこなわれているのか、患者には分かるわけもなかったのだ。すべては「おまかせ」で、患者は「まな板の上の鯉」同然であった。同様に、ひとりの先生にかかったからには、別の医者のところに行くことは「ご法度」。それは当の医者を無視することになって、礼を失すると考えられていたのである。こうして、医師に権威があり、患者が医師に満幅の信頼を寄せていたときには、医師―患者関係は権威主義的・家父長主義的であった。この関係は、すでにみてきたような状況変化のなかで、ほぼ完全に崩壊した。

医師と患者の関係は、より平等主義的・民主的になり、「患者が医療の主体」というスローガンのもとで、医療への患者の参加・意思決定が奨励される。医療の現場でも、専門分化、チーム医療の推進などで、医師の特権的優位が後退した。医業も、結局は「生業、なりわい」、ネオリベラリズム的な競争市場で生き残っていかなければならないという宿命もある。それでいて、国家が医療費を「出来高払い」から「定額制」にするという圧力とも戦わねばならない。開業医を中心にしていた医師会は、いかにして厚生省と戦い医療費（保険診療報酬）の引き上げを実現し、一九五四年に勝ちとった医師優遇税制を守るか（二五年間維持）に腐心した。もちろん、新米の医師と熟練した医師が同じ患者を治療しても料金は同じ、親切な医師も不親切な医師も同じ治療費を受け取るなど、納得できないところもある。少し難しい手術などではこの差は大きいと思われる。「数をこなすこと」で利益を上げようとするインセンティブも生み出されかねない。

国民は、徐々に医療界の実態を知るようになっていった。最近では、インターネットの普及などで病気やクスリの知識がだれでも手に入るようになったし、テレビの番組などでも、シリアスなものから娯楽番組以外のなにものでもないようなものを含めて、病気や健康に関するものが多く放映されている。カルテの公開も請求できるし、クスリをもらうとそれらしい説明書がついてくる。だから、患者も賢くなって、治療法を選択したり、死に方を選んだりできるようになったと楽観する向きもあるが、はたして「医療の民主主義」は実現したのであろうか。薬の効用一つをとっても、専門論文をみれば分かるように、そう簡単に素人に分かるものではない。

かつて、いわゆる保守主義者が民主主義の行く末に不安を抱き、その欠点に警告をならした。民主主義がポピュリズムの果てに「愚衆政治」におちいるというのだ。人びとの尊敬や畏敬の念を失ったエリートがその責任を放棄し、他方で、賢くなったと思い込んだ大衆が権利を振り回す責任のない「支配者」になってしまうのである。そして、いざ責任のともなう決断や実践では「逃げ」の手を打つ。自由が重荷になれば、人びとはこれを捨てて逃走する（「自由からの逃走」）。二〇〇九年五月からスタートした「裁判員制度」。司法への国民の参加が目的だ。けれども、ほとんどの国民はこれに参加することを嫌っているというのが現状である。日常の生活や仕事ができなくなるなどの理由とならんで、法律の素人がひとの生死にかかわる（死刑判決を下さねばならないこともあろう）決断・判決の責任を背負うことに躊躇する気持ちが強いからだともいわれている。それでは、医療民主主義は大丈夫か。

インフォームド・コンセント（よく説明を聞いて、納得づくの同意・決断をする）は民主主義一般の問題でもある。今日、各方面で情報開示、透明性、説明責任、法令順守などが叫ばれているが、それはそっくりそのまま医療にもあてはまる。人間の行為は「不確定性のなかの決断」であるが、もちろん医師も例外ではない。過誤はなくさなければならないが、それは医師と患者の相互理解、相互協力なしには実現できまい。

参考文献

中島みち『患者革命』岩波アクティブ新書、二〇〇二年。

飯島祐一編著『健康ブームを問う』岩波新書、二〇〇一年。

柄本三代子『健康の語られ方』青弓社、二〇〇二年。

水野肇『誰も書かなかった日本医師会』草思社、二〇〇三年。

中野秀一郎『現代日本の医師』日経新書、一九七六年。

なだいなだ『お医者さん』中公新書、一九七〇年。

中川米造・藤崎和彦編『現代のエスプリ』(「良い医者を育てる」)至文堂、一九九三年八月号。

用語解説

(1) 医療法

医療制度全般（従業者、施設、運営、監督など）について定めた法律。成立は、一九四八年。一九八五年、一部改正があり、都道府県医療政策の策定や、施設、従事者の適正配分、さらに病気の治療だけではなく、健康増進、発病予防、リハビリなどを医療に包括する方向が打ち出された。その第一条の二には、参加民主主義の理念が明記され、「医療は、国民自らの健康の保持増進のための努力を基礎として」と国民の自助努力がうたわれている。この法律を基礎に、医師法、保健師助産師看護師法、臓器の移植に関する法律、クローン技術等の規制に関する法律、感染症予防・医療法、母体保護法、精神保健福祉法、薬事法などが制定されていて、現代日本の医療制度を形作っている。最近の改正では（二〇〇七年）、病院や診療所の医療安全管理が義務化されたことに加えて、都道府県への医療情報の提供と医療機関での閲覧の義務化が明記されたほか、広告規制の緩和や看護記録の診断に関する諸記録への追加、それに、「入院時の文書による説明の義務化」の実施など、情報公開、インフォームド・コンセントに対応した改正がおこなわれている。

(2) 専門職

かつて、医師、弁護士、僧侶は古典的な専門職（profession）として、人びとの尊敬を享受し、またそれを支える権威をもっていた。その理由は、かれらが長期間の訓練と研鑽により身につけた体系的な知識や技術を自己利益の増進に使うのではなく、もっぱら他者の福祉（利益）のためにこれを使用、使命感をもってその任に当たったからである。産業化の進展によって、新たに多くの専門家が生まれたが、彼ら（の一部と信じたい）は必ずしも利他的動機では働いていない（職業倫理の崩壊）。社会が発展して、それを動かしていく知識や技術が複雑になるにつれて「社会分業」の高度化は必至であるが、それだけに、「モラルハザード」も起こりやすくなる。一級建築士が設計した建物であれば（費用はともかく）だれもが信用する。まさか、少々の地震では倒れないだろうと。門外漢（素人）には複雑な構造計算や適切な費用を知ることはできない。だから「信頼」なのである。それが医療の分野でも崩壊しつつあることが、今、問題なのだ。蛇足であるが、社会保険庁のずさんな仕事などのため、年金システムへの信頼が崩壊したのは、その一例である。

(3) チーム医療

医療現場の専門分化が進行し（検査、診断、治療、看護、投薬、リハビリ、介助など）、これらをコーディネートする共同作業が要請されるようになった。とくに、最近の医療は、病院での治療中心主義から在宅での生活支援中心主義へ移行しつつあり、そこでは、患者の満足度や生活の質、さらには生活習慣までもが、広義の医療領域としてとらえられるようになったことも関係していよう。複雑な外科手術では、そこだけで、すでに複数の専門家が関与している。医師は、もはや王様ではなく、チームのキャプテンとしてそのリーダーシップを発揮しなければならない。今までは、医師中心だったカンファレンスに、看護師はもちろん、医療ケースワーカーなども出席するようになった。患者を全人的に扱おう（全人医療）とすれば、それ相応の体制が必要になる。チームプレイは、野球でも企業でもそうだが、お互いの「やる気」や「心意気」が一致しなければならない。風通しのよいコミュニケーションも大切だ。しかし、現実には、意思決定や権限の格差がチーム医療の阻害要因にもなっている。

(4) 勤務医と開業医

日本の医療は歴史的にみると、開業医制を中心に発達してきた。だから、比較的地域に溶け込み、また職業世襲率も高かった。医者の息子は職住一致の環境の中で「親父の背中を見て」育ったものも多かったと思われる。地域の医師会はおおむね開業医の職能団体であった（開業医はA会員、勤務医はB会員で、後者は組織の中枢にはいなかった。今も、日本医師会代議員に占める勤務医数は少ない）。一九八三年のピーク時には、A会員が七二％を占めたが、地域医療の充実のために国公立病院が拡大し、医療法人が大規模な病院を多くつくったので、そこで働く勤務医が増加した。二〇〇九年現在、医師総数二七万七九二七名のうち、勤務医は六七％を超えている。基本的には、サラリーマンであるが、医師としての責務は重大であるから、まじめにやれば「バーンアウト」や過労で心身をすり減らすひとも多い。なにしろ、激務、待遇悪化、訴訟リスクで退職者が増えると、残った医師の負担が増えるという、悪循環が起こっている。そこで、勤務がより気楽な個人病院や介護保険施設などへ移るものもいる。定時に出勤して、定時に帰る。しかし、実際には、夜勤や急患の治療に二四時間体制で対応しなければならないという、過酷な勤務条件は変わらない。とくに、最近では、勤務医の過酷な勤務実態が問題化している。

(5) 研修医問題

二〇〇四年から新しい臨床研修制度（二年間の義務化）が始まった。従来は、医学部を卒業すると直ちに大学の医局に入り、そこで専門領域の研修をするものが多かったが、新しい制度では、全人的に患者にかかわり、プライマリ・ケアの能力をもつ医者、地域との接点もつ医師の育成が目指された。新しい臨床研修では、内科、外科、救急部門、小児科、産婦人科、精神科及び地域保健・医療を含む複数の診療科で研修をおこなうスーパーローテート方式が実践されている。

しかも、研修医は研修先を自由に選択できるので、都市の施設や待遇のよい病院に集中した。このため、地方の大学病院などは医師を医局へ呼び戻すなどしたので、一部の地域社会では医局の支配・管理で動いていた医師の配分慣行が崩れ、医師不足で地方病院の縮小が余儀なくされている。臨床研修医在籍状況の推移をみると二〇〇三年に各地元大学病院で研修を受けていたものの割合は七二・五％であったものが、二〇〇七年では四五・三％と激減している。もちろん、不便な市町村や離島での勤務を選択するものは決して多くない。「都市には、コンビニを上まわる数の開業医がいる」（久坂部羊）というのであれば、問題は医師不足ではなく、偏在であることは間違いない。

第3章　複雑なシステムと化した現代医療

――迷路に放り込まれた医者と患者

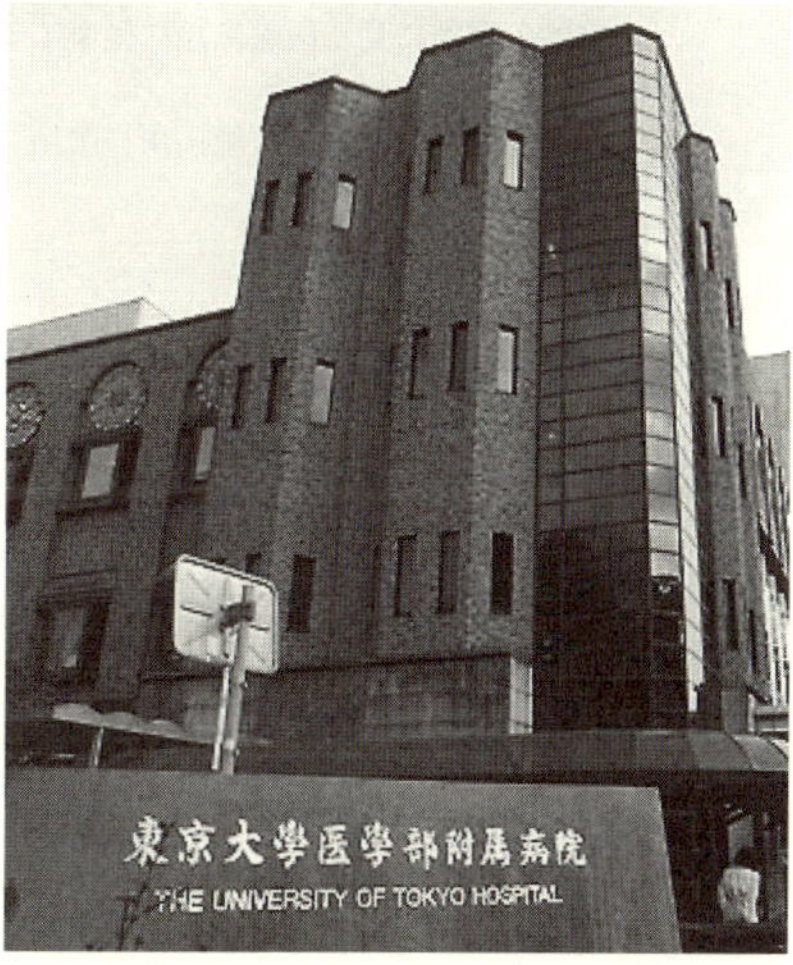

東京大学医学部附属病院

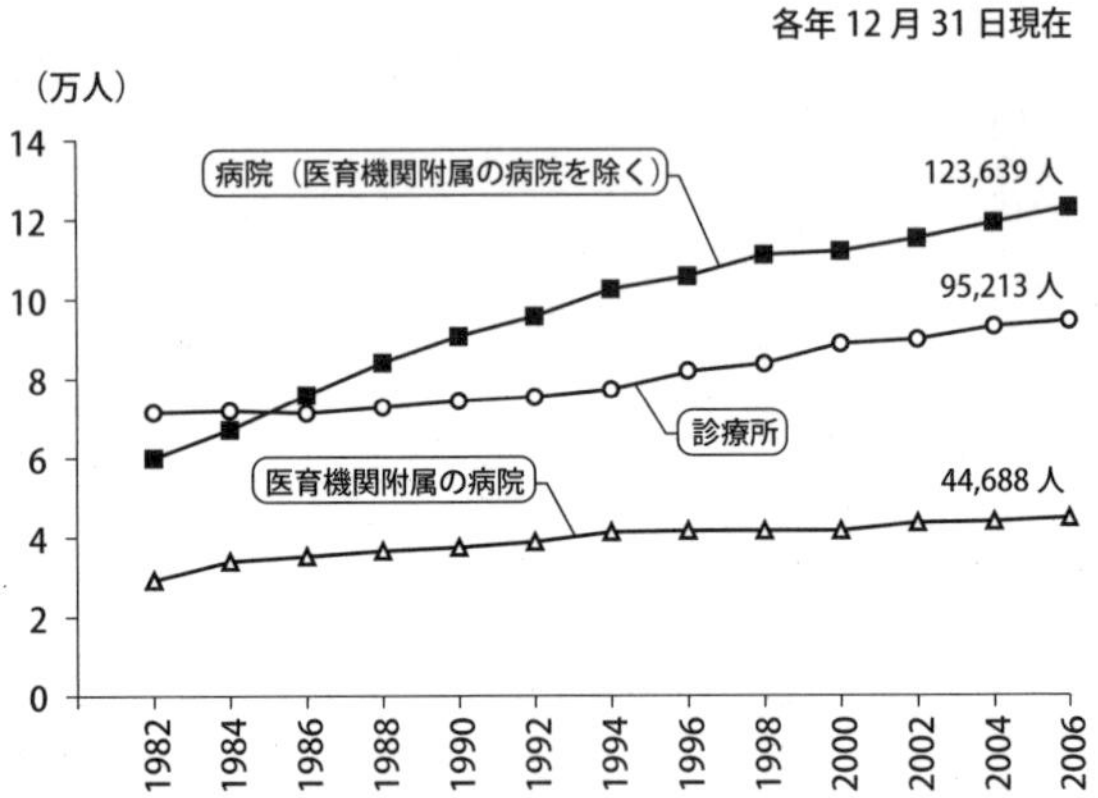

施設の種別に見た医療施設に従事する医師数の年次推移

出所：厚生労働省「医師・歯科医師・薬剤師調査」2007

1　医療は社会制度だ

自動車を運転しようと思えば、自動車の仕組みや運転のし方はもちろん、道路の上での走り方、してはいけないこと（一定のスピードを超えて自動車を走らせる、特定の場所以外にクルマを停めるなど）、また、しなければならないこと（道路の左側を通行する、赤信号では止まるなど）、さまざまな約束事があって、それをみんなが守らなければ道路交通体系全体が混乱する。そこで、最低限の技術や法規を学んで、試験を受け、運転免許証を取らなければ自動車の運転は許されない。子供だって、勝手に生み育てることができないわけではないが、結婚とか育児とか教育ということになれば、その社会のやり方に従わなければならないのが普通である。形式的には法体系が、そしてさらに道徳や慣行がわれわれの社会生活のやり方を規制している。これが広義の社会制度である。

一つの社会は、さまざまな制度によって形作られている。政治制度、教育制度、経済制度、結婚制度、福祉制度などの全体が社会だといってもいい。ということは、われわれは、制度の中で生きているということだ。制度は社会によって異なるとはいえ、近代社会では比較的共通の価値観（たとえば、民主主義、合理主義など）を共有しているので、お互いに似たような仕組みをもっていることが多い。ＯＥＣＤ諸国で、人口十万人当たりの医師数を比較して、異なった国々の医療のあり方を論じることができるのはそのためである。すでにみたように、医療サービスの提供者のほとんどは医療行為をおこなうための技術や知識をマスターして、それを証明する免許をもっている。しかし、上に挙げたどの制度をとっても、その構造は複雑で、普通のひとがそれをよく理解して社会生活をおくっているかというと、そうでもない。

医療制度でも、事情は同じである。幸か不幸か、われわれは制度の中で病気になり、治療を受け、死んでいく。さらに、社会が複雑になると制度もこみいって分かりづらい。そのうえ、人びとの価値観、欲求、社会意識などの変化によって、制度もどんどん変わっていく。医療でいえば、最近の制度的変更は著しく激しい。なかでも、高齢社会の到来、医療技術の進歩、患者の社会意識の変化（個人主義や権利意識の進展）などで人びとの意識や行動が変化するなかで、受診行動、医師—患者関係、代替医療への志向、終末期医療などでさまざまな新しい問題が出てきている。同時に、政府のたび重なる医療制度の改革が、現在の不安定な状況を招き、医療現場は混乱している。ほんの数十年前までは「人生五〇年」、人間の一生（生、病、老、死）はほぼ「生から死へ」と直結していたが、「人生八〇年」時代になって、この間に肥大化した「病と老」が割り込んできたのである。

この変化に対応せんとして、医療制度、なかでも政府（厚生労働省）の政策が、十分な国会審議や与野党の合意のないまま、朝令暮改を繰り返すことになった。典型的な事例の一つが、二〇〇八年四月から実施された後期高齢者医療制度である。政府与党は、野党や国民の強い反対に押され小手先の修正（手直し）を繰り返したが、懸案の年金記録問題（完全解決の見通しなし）という背景もあって、厚生労働省の説明は説得力を欠き、国民の負担増、医師不足、病院経営の赤字など、きわめて不安定な状態が続いている。適切な制度的改革が望まれるところだが、「正解」が容易に見つからないようで、他の先進諸国でもいろいろな問題を抱えている。医療先進国のアメリカでは、その「小さな政府」（個人主義・自由主義）イデオロギーのため、労働に従事している一八歳から六四歳までの人口で約四千万人（二〇〇〇年）から五千万人（二〇〇五年）の人々が何の医療保険にも加入していない（高齢者のためのメディケア、貧困層のためのメディケイドは一九六〇年代の「偉大な社会計画」の中で生まれた）。救急で病院に運び込まれても、まず保険に加入しているかどうかがチェックされるとも聞く。他方、医療を国家管理のもとに置いたイギリスでは（National Health System）、必要な手術を受けるにも何カ月も待たされるなど、システムの非能率が問題になっている。一九九七年から一〇年間労働党政権の首相を務めたブレアは、ＮＨＳの改革に取り組み、サッチャー政権（保守党）で壊されたこの医療制度の改修に力をそいだが、それでも私立の（営利目的の）病院が金持ちの患者に人気があり、アラブの富裕な人々が治療に来るという。

2 巨大化した病院の出現

現代医療の複雑さを象徴するものの一つは、大病院の出現だ。それは、現代医療の知をすべて結集して、病気に立ち向かう人類の砦である。日本では、西洋医学にもとづく医療体制を実現するために構築されたのが、国立（帝国）大学の医学部に付属してつくられた大学病院がその先駆けである。そこでは、教育、研究、治療が一体的におこなわれ、医療サービス供給の原拠点ともいうべき役割を果たしてきた。いまでは、都道府県や市町村の経営する公立病院、さらに医療法人（制度の導入は一九五〇年）による民間病院も存在する。医療法では、「病院」とは二〇人以上の患者を入院させるための施設（第一条の五）をもつものであり、入院患者のための病床がこれ以下のものを「診療所」と呼んでいる。病院も人間の塊（組織、あるいは集団）であるから、権力やカネ、名誉や地位をめぐってさまざまな人間模様が繰り返されていることは、想像に難くない。山崎豊子が国立大学医学部内部の権力闘争を主題にした小説『白い巨塔』（一九六三年九月から一九六五年六月、『サンデー毎日』に連載。後に映画化）は多くの大衆をひきつけたというが、ことほどさように医療界というのは閉鎖的な世界であって、人びとの興味の対象であったということである。

一例として、東京大学医学部付属病院（以下東大病院と呼ぶ）を覗いてみることにしよう。

二〇〇八年、創立一五〇周年を迎えたというこの伝統ある病院は、（二〇〇八年現在）病床数一二一〇床、職員数二八〇〇人（うち医師五七八人、看護師一一〇〇人）で、二年間の研修を受ける新期研修医を一九六人抱えている。これは、どんどん新しい研修先に出て行く地方の大学と比べて、東大で研修を受けようとする研修生が多いということで、東大医学部の勢力圏の維持に貢献していると思われる。病院長のもとに四人の副院長がいて、それぞれ診療・安全担当、人事・労務担当、財務担当、教育・研究担当と業務をおこなうが、より具体的には一二の診療科よりなる内科部門、一三科で構成される外科部門、七科の集合体である感覚・運動機能科部門、小児・周産・女性科部門、精神神経科部門、放射線科部門の診療部門とそれらを横断的に支援する救急部、検査部、手術部、輸血部、病理部、薬剤部、看護部、事務部など三二の中央部門、および種々のセンターがある。そのほかに「内規で定める部」というのがあり、たとえば、臨床ゲノム情報部、緩和ケア診療部、臨床ゲノム診療部などが存在する。二〇〇七年一二月に東大病院入院棟Aの八階、泌尿器科病室に入院して膀胱がんの手術を受けた評論家の立花隆は、そこが「物理的空間としても、組織としても複雑だ」と感想をもらしている。

国立大学が法人化されたため、東大病院も変わり始めている。これまでの家父長主義的な雰囲気は徐々に薄れつつあり、これに替わって、民間の医療施設のような「患者様中心主義」の病院経営が広がり始めたのである。院長（二〇〇八年現在）が、ホームページの挨拶のなかで「患者様のお役に立ちたいという意欲と奉仕の精神」といい、「安全、安心、思いやり」を病院の目標として掲げている。外来患者数は一日平均三二一四人、同じく入院患者数は一〇八一人、さらに年間一万九二八二人の救急患者を受け入れたという。経営上の問題（お金の問題）も、当然これを抱えることになる。厚生労働大臣（二〇〇八年現在）がよく使う言葉でいえば「お金は自然に湧いてくるものではない」からである。

アメリカ型の病院管理学を実践しようとする病院が出てきても不思議ではない。利益を上げる必要はないが、診療をすればするほど赤字が増えるというような状況は避けなければならない。コスト意識をふまえて「ヒューマニズムと先端医療との調和」をどう達成していくか。あわせて、効率的な病院経営も求められているのが現実である。とくに、財政的な危機にある市町村立の公立病院は、地域住民の存続要望が強いにもかかわらず、この理想を実現できずに診療縮小や閉鎖に追い込まれている状況である。最近の（二〇〇九年三月）の話題では、千葉県の銚子市立総合病院がある。医師不足と財政難で病院休止を決断した市長を、反対派が「リコール」投票に持ち込み、勝利（二〇〇九年三月）、その結果、市長は失職した。その後の市長選挙では、リコール派の支持した元市長が当選するが、病院再開にはまだまだ紆余曲折がありそうだという（『毎日新聞』二〇〇九年五月一七日）。「銚子市をとるか、病院をとるか」という問題は政治がらみで展開中だ。

3　まるで迷路のような専門分化

昔から、「専門バカ」という言葉がある。顕微鏡をのぞいていて、戦争が起こったことも、戦争が終わったことも知らなかったという研究者もいるかもしれない。ある意味では、「科学者の鏡」のようなひとだろうが、こんなことが現在でもありうるのだろうか。他方、それとは別に、あらゆる学問、あるいは社会組織のなかで起こっていると思われるのが、さらなる知の探求や仕事の効率性アップを求めることから生まれる専門性の特化である。かつては、百科全書派的な人たちも存在しえた。知の分化がきわめて原初的だったからである。社会学などでも、いまでは専門が違うと話が通じないということさえある。方法論もさることながら、研究対象がどんどんと細分化されていくからである。医療でも、歴史的な経緯もあって医学が発展したから、東大病院の部門や診療科にも「木に竹を接ぐ」ようにして診療科が増え、まさに複雑をきわめ、体系性に欠けることになっている。内科と外科は方法の問題、それに臓器別の区分や性、年齢が組み合わされればそれぞれの診療科が成立するかと思いきや、内科診療部門に血液・腫瘍内科、アレルギー・リウマチ内科、感染症内科など、対象診療臓器や年齢別・性別のカテゴリーをはみだす診療科がくっついている。部やセンターのなかには医療社会福祉部があって、看護部や労働安全衛生管理室などと連携しながら「医療社会学」の研究・治療もおこなわれている。検査、輸血、放射線、病理、集中治療、リハビリなども、看護部や薬剤部とならんでそれぞれ独立した「部」を構成しているのである。

医者は仕事を始めるときに、自分の得意な診療科を掲げる。いわゆる、専門医である。だから、小児科医が足りないとか、産婦人科の医師がいなくなったなどというとき、医師ならだれを連れてきてもいいというわけにはいかないのである。そこで生まれるのが、機能別役割分化とチーム医療である。

たとえば、最近では「総合内科」という全人的な医療が実践されている。内科的に身体全体をみるので、大体の診断はつく。軽ければ、クスリやアドバイスを与えて患者を安心させ、重篤なら専門医や専門病院を紹介する。昨今、患者が直接大病院の外来に押し寄せないように、あらかじめ「仕分け」をしておくということで、「かかりつけの医者」（家庭医）をもつことが奨励されている。近所の顔見知りのドクターである。けれども、日本内科学会のいう「総合内科専門医」とは、単なる「仕分けやさん」ではない。内科を総合的に勉強した上に、さらに(1)患者の身になって対応できる豊かな人間性、(2)患者の問題解決に貢献する能力、(3)世界基準に適う医学知識・技術、(4)独創的な研究能力を備えた、内科医だというのである。この要件は、きわめて質の高い医者を想定している（日本内科学会 http://www.naika.or.jp/nintei）。

最近は、老人医療の伸びにともなって、複数の成人病をもつ患者を、定期的に診療したり、検査したり、薬を処方したりする診療所の経営者（医師）も増えていて、こうした患者に医学管理の費用（特定疾患療養管理料：一回二二五点）が保険で支払われている。だから、「三時間待ちの三分診療」的な無理をしないで、少しは患者とも話ができる診療が可能になるというものである。また、高齢化の結果、複数の疾患をもつ患者に対応することも稀ではないので、とくに大病院の救急外来などでは、単なる内科の「振り分け外来」ではなく、複数の専門科にまたがる患者に積極的な診断・治療をおこなうことを目的としているものも多い。感染症、内分泌疾患、生活習慣病などでも、救急や重症の場合には、ＩＣＵと連携して専門的・総合的医療を提供するためチーム医療が実践されるのである。

緊急で重篤な患者を扱う、さらには終末期の入院患者を扱うなどというときには、医療はチームを組むのが普通であり、またそれが必要である。たとえば、救急医療。当の病院ではデータがなく、また紹介の医師もいないような状況では、内科、外科、臓器別の専門家がかかわらなければ病態を把握できないし、診断がついても手術の部位によっては、それこそ専門の外科医が必要になる。さらに、治療段階からリハビリに入ると医師以外にもたくさんの医療者が関わることになる。コメディカルと呼ばれるスタッフである。

かつて、医師は自分の領域に他人が入ってくることをきらい、医療を独占的に支配する傾向がつよかった。看護婦は一段みくだされていたし、医師が足りなくなったとき、「準医師」的なものをつくることに反対した経緯もある。しかし、今では、広義の医療行為が医師から他の職種の専門家に委譲されるという傾向も出てきている。

4　医療費の払い方

伝統的な村落社会では、赤ひげ的な医者が村人の病気を診ていた。お金のないものは、年に一度、自分の畑でとれた野菜を医者におくる。金持ちは、その財力に応じてそこそこの金品を治療の対価として支払うこともあったろう。「医は仁術」、医者は病気で困っているものはだれでも助けた（神がこれを治し、医者は包帯を巻く）。驚くほどよく効く薬や手術法があったわけではない。それこそ、「治る患者は治り、死ぬ患者は死んだ」。

近代医学が、医療の高度化を実現し始めると、とくに階級社会では、金持ちは先進的で高価な医療を受けることができるが、貧乏人は見向きもされなかった。ヨーロッパあたりでは、キリスト教の影響などで、社会の貧困層・弱者に対して救済の手を差し伸べる施設が活躍し、病院の原型ができる。しかし、「自由、平等、博愛」を掲げる市民革命の達成、および近代民族国家の成立で、公衆衛生や国民の健康に関心をもつ政府が、医療サービスの提供に介入し始める。医療の制度化である。日本では、すでに一九二二年からこうした制度が動き出している。同年、健康保険法が制定・公布。ただし、対象は労働者本人のみという限定付きであった。民間部門でも、多くの生命保険会社がお互いに競争しあいながら「新商品」を開発し、顧客の獲得に余念がない。かつての生命保険に「特約」として入院時の費用の支払いを付けるほか、特定の疾患（たとえば、がん「がん保険」）のためだけの保険も売り出されている。ただし、保険から支払われた費用は、確定申告では「控除されるべき医療費」から差し引かれる。

現在、医療サービスに対する支払いは、各自が勝手に行なっているのではない。日本を含め多くの先進国では、健康保険制度が実施されていて、その全体構造は政府が決めているのである。日本の場合でいえば、現行の国民皆保険制度は、一九五九年（昭和三四年）に施行された国民健康保険法にもとづき、一九六一年にはこれが全国で定着した。ようするに、現在、すべての日本国民は、被用者保険、国民健康保険、後期高齢者保健のどれかの「公的保険」に加入しているのであり、医療機関（医者を含む）と患者（医療サービスの提供を受けるもの）が、サービスと対価を直接交換しているのではないのである。近所の医者に診てもらったお礼として、畑でできた人参や大根をもっていくのではないということである。保険の運営は、国民健康保険なら市町村、被用者保険なら組合や共済組合がおこない、医者の請求書はここでチェックされて保険料の積立金から支払われる。そこで問題になるのが提供される医療サービスの値段である。

だれが、どんな基準で、特定の医療サービスの値段を決めているのか。ひとことでいえば、国が決めているといえよう。厚生労働省には、法律または政令の定めにより設置された審議会などがある。なかでも、診療報酬で答申を出すのが中医協（中央社会保険医療協議会）というもので、売り手と買い手の代表（各七人）に加えて、公益代表六人、専門委員一〇人、計三〇人で構成されている。医師会の歴史などをみていると、ここを通して再三にわたり、診療報酬の引き上げが行われる反面、薬価基準の引き下げが目につく。日本医師会の歴史を書いた医事評論家の水野肇は、吉田茂の主治医であった武見太郎（一九五七―八一年まで、日本医師会会長を一三選）時代、いわゆる「武見時代」は、「医師優遇税制　収入の七〇％を必要経費とみなして、残り三〇％にのみ課税する」（一九五四―七九年）の実現と保持、「診療報酬の値上げ」に象徴される「戦う医師会」の歴史であったという。

皆保険時代の到来で、患者の数は増え続けることが予想されるのに、診療報酬が抑えつけられたら、医者は「貧乏な自由人」になり下がるという主張であった。実際、医師会は一九七一年一カ月にもわたって「保険医総辞退」という前代未聞のストライキをおこなっている。自由民主党の票田としての政治力も無視できなかったであろう（水野肇『日本医師会』草思社、二〇〇三年）。しかし、高度経済成長とともに、社会保障制度への機運は高まり、一九七二年（沖縄返還の年）には、老人福祉法が改正されて「老人（七〇歳以上）医療費（自己負担）無料」が実現し、「福祉元年」と呼ばれたが、同時に、一九七〇年には高齢化率が七％を超え、日本も高齢化社会に突入したので、この制度も長くは続かなかった（一九八三年、老人保健制度の導入）。

診療所や病院は、提供したサービスの詳細をレセプト（診療報酬明細書）に書き、これを保険組合に提出して、お金を請求するのだが、留意すべきは、現在では「医療サービスの効率化、適正化」という要請にもとづいて、保険適用（保険がきくという）のサービスについては一定の点数がつけられているという点である。そのうえ、医者がクスリや治療・検査を乱用しないために、あれこれ制限があって、ここでは売り手と買い手の間の微妙な駆け引きも存在する。

先に示した「特定疾患療養管理料」（診療所）は、一回二二五点、再診（診療所）七一点、外来管理加算五二点、これだけで「かかりつけの医者」にいけば、毎回三四八点、すなわち一点とは一〇円だから、三四八〇円である。ちなみに、窓口負担は年々増加の傾向にあるが、本人の所得に応じてということで、一割、二割、三割などと負担額は一律ではない。周知のとおり、「長寿保険制度」では高齢者も診療費の一割負担というので問題になっているが、ここでも高額所得者は三割負担。

ただ、マクロに見れば、一九九〇年代には日本経済の低成長が固定化するなか、国民医療費は毎年一兆円規模で増加するというパターンが定着していったので、医療保険財政の観点からは、医療費抑制への圧力は必至であった。

5　全人的医療とはなにか

医療がどんなに複雑になっても、その目指すところはいたって簡単で、病気や傷害に悩む人びとを全力で助けることである。とはいえ、すでにみたように、現代医療はきわめて複雑になっているし、ひとりの医療者の個人的な善意や努力には限界がある。そこで必要になるのは、最新の医療を適切に、効率的に、また患者の意思に沿って提供できるような制度的構造をつくりあげることである。同時に、個々の患者の個別的な要求や事情にも配慮することが必要になる。一般化された制度と患者の個別的な事情を同時に勘案することは、基本的には、非常に難しい仕事であり、これが医療現場での最重要な課題だといえる。

抽象的には、医療法第一条の二にあるように、「医療とは、生命の尊重と個人の尊厳の保持を旨とし、医師、歯科医師、薬剤師、看護師その他の医療の担い手と医療を受けるものとの信頼関係にもとづき、及び医療を受ける者の心身の状況に応じて行われるとともに、その内容は、単に治療のみならず、疾病の予防のための措置及びリハビリテーションを含む良質かつ適切なものでなければならない」とある。

しかし、現実には、「生命の尊重」にしても、「個人の尊厳」にしても、「信頼関係」にしても、どれをとっても抽象的美辞麗句ではすまされない問題が出現してきている。緩和治療を専門におこなうホスピスが、確実に広がり始めている。リビング・ウィルで「スパゲティ状態」での延命を望まないひとの最後の「看取り」をおこなうことも、今では医療の重要な役割だと考えられているからである。目の前のコンピュータから目をはなさず、聴診器も使わないで、検査の数値だけで診断や治療をおこなう医者とはなにか。患者を、ひとりの人間ではなく、一個の生物である、いな一個の臓器であると考えている医者とはなにか。医療は科学ではなく、一種の人間関係(アート)であるという認識が深まるにつれて、人間を全体的存在としてみる「全人的医療」が語られるようになった。身体の一部は身体全体、いやそれが担う目に見えない精神とも一体であること、患者は孤立した一個人ではなく、多くの人間と関係をもつ社会的な存在でもあることを、医療はよく認識しなければならない。「腎臓が悪いからといって、腎臓そのものが、歩いて診療を受けに来るわけではない。不安と恐れ、家族への責任、将来への危惧などを抱いている人間の中に、病む臓器としての腎臓が収まっているのである（方波見康雄）。

かつては炭鉱で賑わったものの、今は過疎と高齢化の寒村である北海道の片田舎で、父親のあとをついで地域医療に尽力してきた一開業医は、一九八八年に創設された「日本プライマリ・ケア学会」に参加し、まさに人間関係そのものの渦中で臨床を実践してきた。そこでは、患者はつねにその共同体に生きる具体的で、全体的な人間そのものであった。患者から寄せられる信頼、それに応えようとする責任、しかし、高齢化のなかで「死にゆく患者」との別れもいやおうなく経験させられる。そこでは、癒しとともに、支えと慰めが医療の前面に出てくる。それでもこれを「医療」と呼べるのか、と憤慨する医師が現れてきても不思議ではない。もちろん、現代医療が「白旗」を揚げているわけではない。画期的な先進医療技術は、今も休みなく探求されている。それでは、どうすればよいのか。

医療の崩壊が叫ばれる背景には、近代的で、効率的で、合理的な医療が「人間性」を見失っているのではないかという心配が充満しているからだと思われる。人間性とはきわめて抽象的だが、結局、患者の権利を回復することにつきる。公正で適切な情報にもとづき、みずからの意思で治療法や予防法を選択する、なによりも人間として扱われ、そのプライバシーが尊重される、そして信頼とコミュニケーション。これが要諦である。

6　医療への信頼をつなぎとめられるか

残念ながら、現代日本社会は「信頼喪失社会」である（拙著『社会学の発想』有斐閣、二〇〇七年一二月）。長年にわたる社会保険庁の公的年金のずさんな扱いが、老後を支える唯一の現金収入を直撃している。支払ってきた掛け金が宙に浮いて、それにみあう年金が受取れないかもしれないという。「最後の一人まで、最後の一円まで」これを明らかにすると、時の総理（安部晋三）は先の参議院選挙において公衆の面前で熱弁をふるった。あれから二年。事態はほとんど進捗していない。二、三〇年前の領収書や給与明細書をもってこいという。それでも、企業が自らの負担を減らすために月給を低く記載したり、さらには掛け金の負担分を支払わなかったりしたケースもあるかもしれないのである。それも、納付率を上げたいという保険庁の職員が直接「指導」したという「オマケ」まで付いている。政府は、社会保険庁を解体して、二〇一〇年一月から公的年金運営業務を担う「日本年金機構」（非公務員型公法人）を新設するというが、多くの保険庁職員が横滑りすると言われている。

より身近なところでは、食品の原産地偽装や賞味期限の改ざんも連日ニュースになった。たとえば、中国産のうなぎを国産と偽って大量に売りさばいたという話である。「叩けば埃が」山のように出てきそうな社会だ。震度五で倒壊するような強度のマンションを、一級建築士が構造計算書を偽造し、それを建てて売りまくったという事件は、国会での参考人質疑にまでいったが、国会証人で思い出すのは「防衛庁の天皇」事件（元防衛庁の事務次官が高額な兵器の輸入に関連して、商社などからワイロをもらいながら、国会の証人喚問ではこれを否定し、偽証罪にもとわれた）である。証券マンの株の不正な取引も、証券会社の信頼をおおいに裏切ったものだ。複雑な社会の作動に重要な役割を果たさなければならない人びとによるこのような犯罪行為は、結局、社会の崩壊を準備することになろう。

医療分野でも急増している「医療裁判」（医療過誤訴訟）もそうだが、ここでは医師や看護師の異常に厳しい労働条件や「モンスター・ペイシェント」の問題も見過ごせない。アメリカでは、何年も前から、たとえば脳外科の医師は高額の保険に加入しているということを聞いていた。いうまでもなく、手術がうまくいかなかったときの患者側の損害賠償訴訟に備えてのことである。ある種の権威主義、「ノブレス・オブリージュ」（高貴な身分には、それ相応の責任ある仕事が期待されている）がほぼ崩壊してしまった今、われわれは新しい使命感や責任感をもった「プロフェッション」（専門職）

を育てなければならないのである。しかし、同時に大切なことは、患者の側の姿勢・態度・意思である。病院の待合室が老人たちの「サロン」となっては困る。もちろん、彼らにサロンは必要だろうが、これは別に考えなければならないことである。

患者調査をして分かることは、一般に、ひとは身近でいつも世話になる医師には信頼をおいているが、制度としての医療となると、マスコミの報道などもあるのか、人びとの信頼は低下する。医療に関する情報が広く普通のひとたちに広がっているとはいえ、専門的な情報の細部となるとよく知る人は少ない。それに、医療情報や医療技術は医療関係者のあいだでも不確定なものが多い。簡単な事例でも、いろいろな治験や疫学的調査によって、さまざまな知見が出てくる。「五〇歳以上では、拡張期血圧という亡霊につきまとわれることはない。細かいことにこだわらず、血圧は収縮期をみるだけでよいのではないか」(牧瀬洋一『日経メディカルオンライン』二〇〇八年七月四日)。「いや、拡張期血圧の低下は血管の弾力性の弱さ(戻りの悪さ)を意味し、動脈硬化に関連しているから(脳卒中の再発が多い)、これにも留意すべきである」。この血圧論争は、もちろん素人には分かるわけがない。聴診器で聞く音やX線写真でみる映像の病理学的意味を判断するためには、相当の経験をつまなければならないことは当然である。試みに、手元の医学専門誌に目を通してみれば、われわれ素人に何が分かるのかは一目瞭然である。

それにしても、人間関係は信頼を基礎にして成立しているのであり、このことは医療においても真である。

参考文献

毎日新聞科学部『大学病院って何だ』新潮社、一九九四年。
西村周三監修『医療ビッグバン』日本医療企画、一九九七年。
方波見康雄『生老病死を支える』岩波新書、二〇〇六年。
渥美和彦『自分を守る患者学』ＰＨＰ新書、二〇〇二年。
谷みゆき『医療をになう人たち』三一書房、一九六九年。
永田勝太郎『新しい医療とは何か』日本放送出版協会、一九九七年。
河野博臣編『21世紀への医療』有斐閣、一九九〇年。

用語解説

(1) 医療保険

病気や貧困の個人責任説が「ネオリベラリズム」のイデオロギーとともに復活する兆しもあるが、資本主義の成熟により、社会のこうしたネガティブな側面は「構造的なもの」であり、国家が責任をもって（全国民を対象に）政策的に対応すべきものだという認識が広がり、第二次大戦以降は社会保障政策の一環として国民皆健康保険制度が導入された（市町村に国民健康保険事業の運営を義務付け、住民には強制加入。一九五八年）。国民が相互に生活危機におちいったときに助け合うという意味で、税金ではなく保険制度が採用されたのである。現在、日本の健康保険制度は、自営業、民間企業の被用者、国家公務員、地方公務員、船員、老人などを被保険者とする保険制度の乱立状況で、これを一元的に統合しようとする方向が検討されている。二〇〇八年四月から、後期高齢者保険制度が発足したが、国民を何らかの基準で切り分けて、それぞれに保険制度を作ることは、制度的に複雑になるうえ、国民の一体感の上に立つ「互助」の精神に反するという主張もある。高福祉・高負担で、医療費を無料にする方法をとらなかったのも、民間のさまざまな医療保険を自由に使うことができるのも、日本的な一種の「混合方式」かもしれない。

(2) 診療報酬

医療行為に対する報酬は、医療従事者の生活や医療機関の経営を支えている。医療保険制度の下では、被保険者が支払って積み立てたお金が原資だが、政府や自治体が補助したもの、雇用者が分担した保険料、被保険者本人の窓口負担などその中身は複雑だ。医療行為をおこなった分だけ払うという出来高払い制は過剰診療を招くというので、定額制が採用されている。膨大な量の医療行為一つ一つにポイント（一点単価一〇円）を与える（点数表）。医療従事者は、自分のおこなった治療などをレセプト（請求書）に書いて、支払者たる保険組合に請求する。このポイントを決めるのが、厚生労働省にある中央社会保健医療協議会である。制限診療で、医師の自由裁量権はないに等しいというひともいる。原則的には、二年に一度見直されることになっている。最近の診療所などでは、医師と患者が相互にコミュニケーションをもつことができるよう、「特定疾患療養管理料」（二二五点）などがついて、「三時間待ち、三分診療」に歯止めをかけようとする試みもある。

(3) 医薬分業

日本では、医者のことを「くすし、薬師」と呼んだように、医者と薬は切り離せないものだった。しかし、現在では多くの場合、われわれは医者の書いた処方箋をもって調剤薬局にいきクスリをもらう。先進国では当然のことであったこの制度は、日本では法改正はあったが、本格的に実施されるようになったのは最近のことである。ここでも、厚生省が（一万五千種類もあるという）すべてのクスリに薬価基準という値段をつける。診療機関がこの値段より安い価格でクスリを買えば、差額が医者の手にはいる。すこし前までは、クスリの見本をもった製薬会社の営業マンが医療機関をまわっていたことを思い出すひとも多いだろう。新薬の開発が進むなか、医師はクスリの知識を、薬剤師は医療の知識をともに高め、緊密な連携をもつことが期待されるようになった。とくに、医師は薬の調剤に時間かけずに、その分医療に専念できるというメリットもある。だが、医薬分業の実施状況（二〇〇三年現在）は、前年度より二・八ポイント上昇したとはいえ、全国平均でかろうじて過半数を超えた（五一・六％）という状況である。そのうえ地域差が大きく、最高の秋田県では七一・七％であるのに対して最低の福井県では一七・〇％。大都会でみると東京都が六三・七％、大阪府が三五・〇％であった。

(4) 全人的医療

人間である患者は、身体的、心理的、社会的、実存的存在であることは当然である。けれども、資本主義がこの全体的人間を「労働力」として市場で売り買いしたことが「人間疎外」を生みだしたように、医療でも、患者を（病気）「臓器」として扱うことで視野狭窄的な「専門バカ」医療を生み出した。医学実習でも、患者の医学的な治療はもちろん、家族や社会での生活を理解させ、患者とよいコミュニケーションをもって、相互信頼のなかで自立を支え、高いＱＯＬ(Quality of Life) を回復することを目的とするのが全人的医療の理想である。だが、現実には、医学実習で、患者の家庭を訪問して、その生活環境を理解し、それを治療に生かすことは容易ではない。そこで、期待されるのがさまざまなコメディカルが組織的に動員されて、患者を中心とした医療をおこなう「チーム医療」である。

(5) 医療過誤訴訟

医療事故は、適切な医療慣行によって治療がおこなわれたにもかかわらず、患者の生命・身体になんらかの有害な結果を生じる場合であるが、なかでも、医療従事者が適切な「注意義務」を欠いた（不注意）結果、その発生を阻止できなかった（過失責任）場合、医療過誤と呼ばれる。通常は、民事責任、刑事責任の対象となる。以前、アメリカでは、脳外科の医師などが高い掛け金を払って保険に入り、訴訟に備えているという話をきいたが、日本でも、最近では訴訟が増えている。ただ、極端な事例を除けば、因果関係の証明を原告（患者側）が行なわなければならないので、原告が勝訴するのは難しいようだ。それにしても、完全なミス（不注意や技術的未熟など）と通常の治療中の事故死とを適切に区別することは容易ではない。不注意などで人工呼吸器がはずれ患者が死亡したなどは、もちろん業務上過失致死容疑だが、慣例的な治療行為については判断が難しいことが多い。そこで、政府は今、「医療版・事故調査委員会（仮称）」を設置する法案を検討している。もちろん、現在でも個々の医療機関では、「倫理委員会」などを設置して、事故原因の解明などをおこなっている。

第4章　国家権力と病気

——厚生、労働、保険

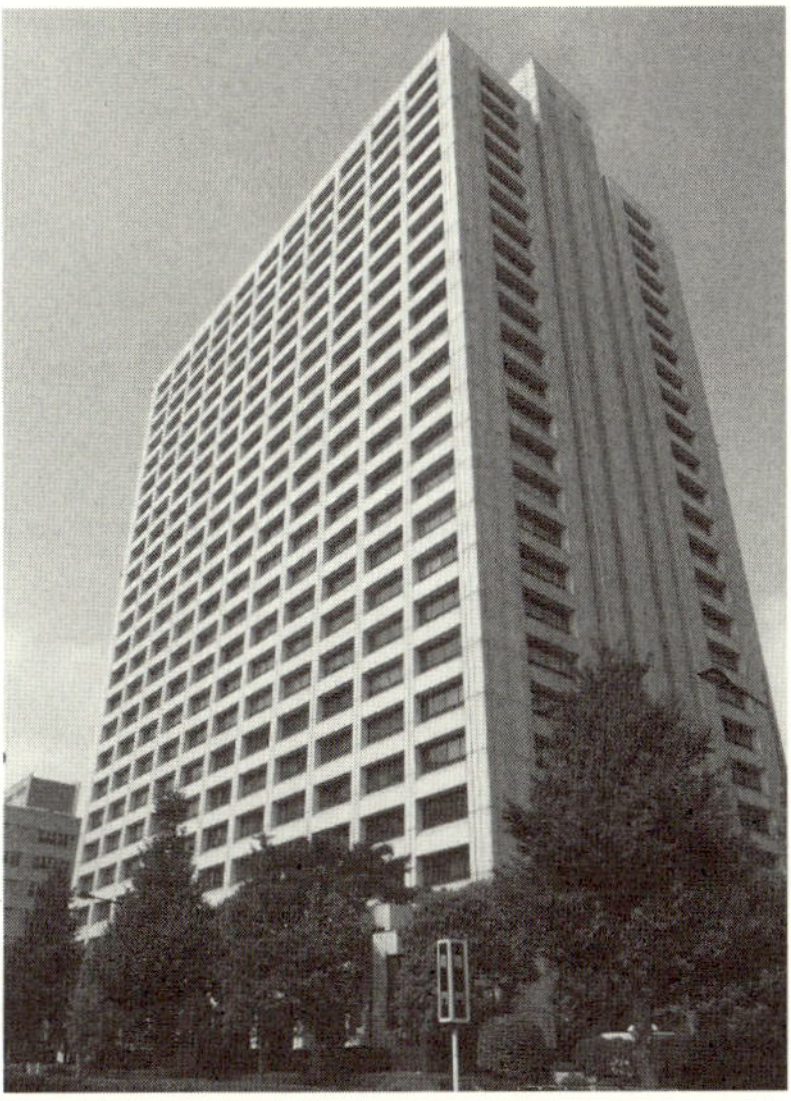

厚生労働省本省庁舎

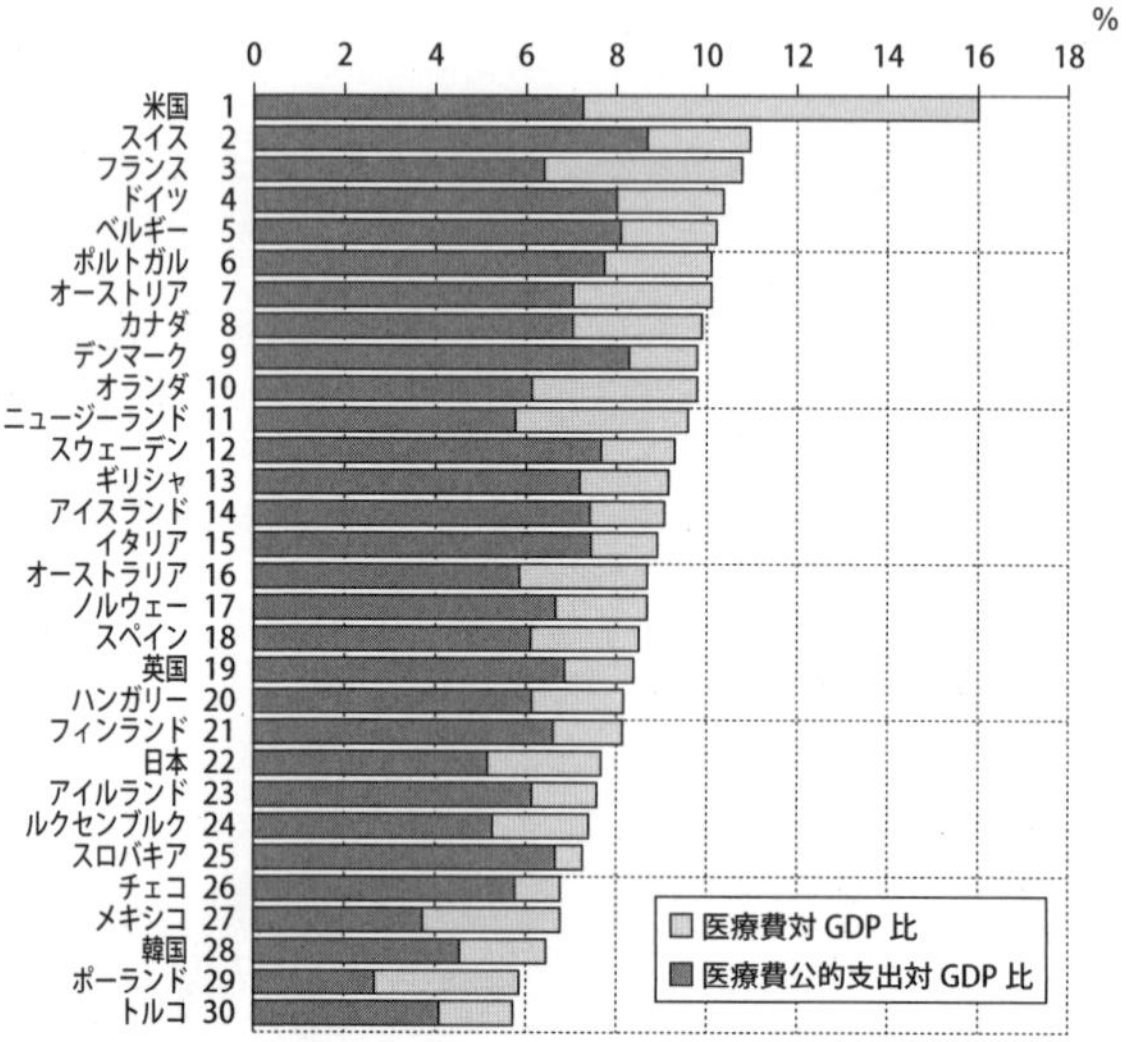

（注） オーストラリア、日本、スロバキア、トルコは 2005 年データ。公的支出対 GDP は公的割合から算出。ただしデンマーク、オランダは 2002 年、ベルギーは 1996 年の割合による。
（資料） OECD Health Data 2008 (Data last updated: June 08, 2008)

OECD 諸国の医療費対 GDP 比率（2006）

出所：本川裕「社会実情データ図録」
http://www2.ttcn.ne.jp/honkawa/

1　医療社会学の揺籃期

近代国家の成立以降、しのぎを削る列強は国家目標に「富国強兵」をかかげた。もちろん、遅れてきた日本国も例外ではなかった。強健な労働者と兵士は国の発展に不可欠な要素である。しかし、先進ヨーロッパの歴史などをみると、事情はやや複雑で、そのなかで社会主義の思想や福祉国家の概念が誕生してくる歴史でもあった。

一八四八年は、マルクスとエンゲルスが『共産党宣言』を書いた年だが、その頃までに西欧社会は大きな歴史的転換期に直面していた。資本主義による工業化の展開と都市化の進行である。工業化の進展にともなって、労働人口の需要が、農村部から都市部への人口移動を引き起こした。都市人口は漸次増加したが、その労働条件は劣悪をきわめた。長時間労働と低賃金、女子・児童の労働、不潔で狭い住居。ある統計学者の試算によると、ナポレオン戦争直後、パリの住民で肉にありつけたのはせいぜい（人口の）三分の一であったという。一八四一年になって、はじめて子供の工場労働を規制する法律が施行されるという状態であった。一八三一年には、パリでコレラの大流行があった（日本でも、一八七九年コレラが大流行して、死者十万人を超えた）。社会学者サン＝シモンの系列につながる人びとが、適切な飲み水の供給、下水道施設の完備、衛生状態の向上など、人びとの健康を守るさまざまな手当てをすることはパリ市の責任であると主張したのである。かれらは、統計学と観察法を駆使して、健康、医療、社会生活の関連を示し、公衆衛生の改善を訴えた。「社会医学」という概念もこうしてつくられていったのである。

同じ頃、フランスでの運動に刺激されて、ドイツでも、貧困、職業、栄養、住宅、その他人びとの健康に関連する問題に関心を示す医師たちが現われた。かれらは、「医療は社会科学であり、とくに人びとの社会・経済的条件が健康や死に影響を与える。したがって、健康を促進し、病気と闘うことは医学的と同時に社会的である」。こうして、Public Health とか Social Hygiene の名のもとに、政治（国家）の役割が強調された。ドイツ帝国の初代宰相ビスマルクは、一八八三年に世界初の社会保険制度である「疾病保険法」を制定している。こうして、疾病が社会的なコンテキスト（貧困、栄養、住居、飲酒など）と不可分であるという発想は、二〇世紀に発展するアメリカの医療社会学へとつながっていく。そこでは、移民、人種関係、スラム、農村の生活などと関連して新たな医療問題が発生していた。社会派プロテスタンティズムとむすびついた慈善事業やソーシャルワークが誕生するのもこうした環境の中においてであった。一九一一年に書かれた一文を紹介しておこう。

「病気は、おおむね取り除くことが可能な悪である。それが人類を苦しめつづけるのは、その原因についての知識が不完全だとか、衛生状態がよくないとかというだけではなく、厳しい経済的・労働的条件や人口密集地域の住宅事情によって大いに助長されているからである。そこから発生する劣悪な生活条件やその結果としての病気は、よりよい社会をつくることによって、取り除くことが可能である」(Freeman, H. E. et al., eds. *Handbook of Medical Sociology*. N. J. Prentice-Hall, Inc. 1963 pp. 17–61)。

サン＝シモンの弟子で社会学の祖といわれているA・コントは、近代科学に与《くみ》していた。社会を分析的・客観的・実証的・経験科学的な方法を駆使して研究すること。そこで、コントは一八二二年に「社会を再組織するために必要な科学的プラン」を世に問う。この論文もこうした科学的な思想を継承して、きわめて楽観的な色彩が強いが、これが科学的社会主義の原点であった。同時に、一九―二〇世紀にかけて、フランスのパスツールやドイツのコッホなど細菌学者の研究によって直接病気を引き起こす病原体（細菌）が特定され、病原学（epidemiology）が科学的な裏付けをもつようになる。一八八二年、コッホは結核菌の分離と培養に成功しているが、ここから結核の予防法としての感染検査の開発（ツベルクリン反応検査：結核菌の抗原であるツベルクリンを注射して、体内にすでに抗体があるかどうかを調べる）が可能となった。ちなみに、コッホは、一九〇五年にノーベル生理・

医学賞を受賞している。

2　分割案もささやかれている巨大官庁、厚生労働省

国家、あるいは政府が国民の健康や公衆衛生に責任をもつという発想は、こうして近代国家の展開とともに生まれたが、日本でも明治政府は、医学・医療の近代化に力を注いだ。明治初期には、チフス、コレラ、麻疹、天然痘など伝染病に対する政策的なてだてが後に「伝染病予防法」（一八九七年公布）となる。しかし、都市労働者や繊維工業従業員などの劣悪な労働条件や貧困、公衆衛生の不備などにより、結核が大きな問題になった。また、開業医中心の医療体制もそれなりに進んだものの、生活困窮者は医者にかかることがきわめて困難であった。大正期にはいって「健康保険法」（一九二二年公布）が成立し、一九二七年から全面的に実施された（対象は、筋肉労働者）。（一九三八年、農民を対象とする「国民健康保険」も実施）。しかし、国民健康保険や国民年金保険が本格的に制度化して動き出すのには、第二次世界大戦の終了をまたねばならなかった。

戦後、新しく制定された憲法では、基本的人権を守る観点から、あの有名な憲法第二五条が「すべての国民は、健康で文化的な最低限度の生活を営む権利を有する。国は、すべての生活部面について社会福祉、社会保障および公衆衛生の向上および増進に努めなければならない」と謳いあげた。この理念にもとづいて、戦後日本の社会保障は、この理念の実現に具体的に対応することになる。しかし、敗戦によって荒廃した社会は、貧困と飢餓、伝染病の蔓延、焼けだされた戦災者、浮浪者や戦災孤児であふれ、給水は不完全、電力は不足、インフレと食料不足、伝染病が日常茶飯事であった。

朝起きると、床を上げて、下着を脱ぎ、しらみとのみを捜してはつぶす。しらみは下着の縫い目に潜み、のみはそこらじゅうを跳ね回った。子供たちはお腹に回虫を抱えながら、便所では新聞紙で尻を拭いた。通勤・通学の途中では米兵に頭からＤＤＴを振りかけられて、人びとは全身真っ白で家路についた。

戦前内務省が一元的に握っていたさまざま国家機能が分割された。厚生省（戦前内務省から分離）、労働省、自治省、建設省、それに警察庁、消防庁がそれである。一九四九年に施行された厚生省設置法によって厚生省が誕生し、その任務は「社会福祉、社会保障及び公衆衛生の向上及び増進を図ること」（第四条）とあったが、二〇〇一年の中央省庁改革により、現在の厚生労働省ができた（これに悪名高い社会保険庁が付属している）。現在、厚労省は少なくとも三つの重要な機能を担っている（医療・衛生、労働、それに社会保険・年金である）が、その守備範囲が広すぎて、無理があるのではないかと心配である。衛生とひとくちでいっても、食品衛生にはじまり、水道、廃棄物、旅館、ホテル、飲食店、クリーニング屋、理容店、美容院、劇場、墓地、さらに害虫の駆除や狂犬病の予防というように多種多様である。

今日、全国で五一七の保健所がある。もし、学園祭で「焼きそば」や「たこ焼き」を売ろうと思えば事前に保健所に相談しなければならないことをご存知だろうか。ペットブームで、犬を飼うひとも少なくない。犬の飼い方などは保健所でも詳細に指導しているが、（愛犬）登録と年一回の狂犬病予防注射は法律で定められた義務なのである。われわれがこの一冊の教科書で勉強していることは医療・衛生にかかわる事柄だが、これはもちろん厚生行政と深くかかわっている。いや、現在、医療や衛生について議論するとき、国家の法律や計画、制度や実践と切り離して考えることは不可能である。それほど国家の医療への介入は深く、かつ強力である。

3　国家の役割とはなにか

昨今、新自由主義という考え方が世界を席巻しつつある。効率や効果主義をかかげて市場原理で社会を動かそう、国家の役割をできるだけ小さくしよう、すなわち「小さな政府」論である。アメリカ社会がその筆頭であるが、国内的には、保守の共和党は「小さな政府」側、民主党は「大きな政府」側という傾向がある。これに対してその対極にあるのが北欧諸国だ。ここでは、税金や健康保険、年金の掛け金などが所得に占める割合を指す国民負担率は六―七割と高い。その代わり、医療や教育などの公共サービスはほぼ無料という。保健・医療の分野でいえば、アメリカでは、もしあなたが大金持ちであれば世界でも最高級の医療を受けることができる。医療技術や新薬は過激な市場競争にさらされながら、しかし確実に進歩しているからである。だが、民間の保険会社が提供する健康保険を買えない人たち、要するにアメリカ国民の三割といわれる貧困層は、お金がないからという理由だけで医療を受けることができない。アメリカの病院では、救急で運ばれてきても最初にチェックされるのは「患者のサイフ」（支払い能力）だといわれている。これでは、やはりおかしいというので、一九六〇年代半ば、J・F・ケネディの暗殺（一九六三年）後、副大統領であったたった民主党のL・ジョンソンが大統領になり、「偉大なる社会計画」を実施して、老人のための「メディケア」（Medicare）と貧困層のための「メディケイド」（Medicaid）という二つの国家による健康保険制度を導入した。ちなみに、昔はよくこんなことがいわれていた、「もし北アメリカを旅行中に病気になるのであれば、カナダで倒れなさい。間違ってもアメリカで病気になるなかれ」と。「ゆりかごから墓場まで」といわれた福祉国家イギリスは早くに（一九四八年）国民医療制度（NHS National Health Services）を導入し、すべての医療費を税金でまかなうことにしたが、その理念は「すべての国民に医療を平等に与える」ことであった。

すでに述べたとおり、日本でも国民の健康を守るという国家の義務を遂行するため国民皆保険制度が導入されたが、もともと私的な開業医制度から出発し、民間病院も少なくなかったことから、イギリスのような徹底した医療国有化の制度はつくれなかった。そのため、健康保険制度が複雑になり、税金との関係も不明瞭であった。年金制度も似たような困難を抱えているが、医療保険制度でも国民は職場・職種、あるいは地域により異なった制度に加入し、また勤めている会社が掛け金の半分を負担するとか、専業主婦は夫の保険に自ら掛け金を支払うことなく加入するとか、最終的に退職すればふたたび国民保険制度にもどるとか、所得に応じて掛け金が異なるとか、さらに一定の年齢に達すれば高齢者用の保険制度に加入することになるとか、とにかく制度が複雑で、法規制がたくさんあり、それがつぎつぎに変わっていくので、実際の医療制度の実態はよく分からないまま、厚生労働省や医師会の主張に国民が振りまわされている。

どちらにしても、妙案がないまま、高齢社会の到来で医療費の総額はうなぎのぼりである。そのため、政府は医療費抑制の方向に舵をきった。手始めにベッド数の縮小。二〇〇六年の国の方針では、全国に一二万床ある介護療養病床を二〇一一年末までに全廃、二三万床の医療療養病床は、医療の必要性の高い患者の分だけを残して二〇一二年度末までに一五万床にまで削減するという。医療の必要のない患者（高齢者が多い）は、介護施設にお入りくださいというわけである（医療と介護の明確な区分）。そこで、受け皿としての介護制度の充実を図るために導入されたのが介護保険制度であった。一九九七年に介護保険法が制定され、二〇〇〇年からこの制度が発足した。とくに、「住み慣れた家」で最期を迎えたいという高齢者の願いに対応するために、在宅療養を支援するという訪問介護。しかし、実際には、ヘルパーの訪問介護があっても、一人暮らしはもちろん、子供がいても遠くに住んでいるとか、仕事や自分たちの生活で手いっぱいというような場合には、家族の介護力を期待することはできない。さらに、老人ホームなどの施設では、過酷な労働条件や低賃金などのため正規雇用の人材を集められないので、パートのヘルパーや外国人をあてにする有様である。当初、四〇歳以上六四歳以下のひとから保険に加入することにしたが（年金生活者では掛け金は年金から天引き、ただし年金一八万円以上）、それでは十分な介護費用を賄えないので、介護費用により保険料率を変更できるようにするため、この制度を毎年見直すという。「介護は国民全体で」という当初の理想にそって加入者の数を拡大しようとして、若年層にも手を広げようとしているともいわれる。加えて、「コムスン事件」で明らかになったように、介護事業に参入する業者の中には介護報酬の不正請求など、「シルバー・ビジネス」で一儲けをたくらむものも少なくない。「福祉の理念」を無視しているわけだけれど、逆に、国によって定められる介護報酬が、貧困な高齢者には高額だとしても、ヘルパーに十分な給料を支払うことができない現状は改善されなければならない。

国民は、病気に対する自己責任を強要されたが、その背景にある労働条件や職場環境は、十分考慮されているとは思えない。過重な労働だけではなく、人間関係からくるストレスがうつ病の増加を招いているというひともいる。地方の公立病院が赤字経営で、医師が減るなかで診療科を閉じ、規模の縮小を余儀なくされているという実情。政府の厚生行政が、官僚たちの机上の空論であれば、その被害を一番こうむるのは国民であると認識すべきである。

4　医療と衛生環境は公共財だ

われわれ人間は、一生物として地球を中心とした自然環境のなかで生活していると同時に、きわめて人工化された社会環境にも適応しながら生きている。この二つの環境はまったく異なった原理にたちながら、しかし相互に密接につながっているようである。すなわち、かつては自然と人工は、前者は人類のつくったものではなく、したがってそれを支配している法則も「与件」であったが、後者は、一定の文化や価値観にもとづいて人間の作りあげたものであり、その法則も人間が創り、また変更することができると考えられてきた。社会共同体は、もちろん後者であり、さまざまな地球上の医療制度もまたこのカテゴリーに属するものといいうる。ところが、医療がかかわるのは人間という「肉体的・精神的存在」としての生物有機体であり、それを取り巻く環境も生命体（動植物から細菌やウイルスまで）であることが少なくない。しかも、相互に作用し、影響を与え合いながら、ときに敵対的に、ときに共存的に生活しているのである。お腹にカイチュウを抱えて生活していた戦後貧困時代の子供たちには、アレルギーという病態はなかったという。これを完全に駆除してしまった一九六〇年代頃から、アレルギー症状が現われ始めた。

ところが、自然環境には物質的（非生命的）環境もある。それが、生物としての人間の生存と深くかかわっていることには疑問の余地はない。水は非生物だが、人間の身体もこの地球もその主成分は水である。火星に生物は存在するか、存在したかという疑問に答えるため火星探査機が探し続けているのが、水の存在である。水は胎盤の中の羊水のように、生命をはぐくむ温床だからだ。大気中の酸素、これもまた物質だが、人間が生きていくためには、多すぎても少なすぎてもいけない。ヒトは、主として、糖分（炭水化物）を燃やして（酸素と結合させて）生きるエネルギーを獲得しているから、酸素がなければ死ぬ。ところで、地球大気の酸素濃度（％）はだいたい二一％、地球全体の非常に微妙な均衡で保たれているが、もとはといえば酸素発生型光合成生物（主に植物）が生産したものだ。酸素濃度が一八％ぐらいに下がると頭痛が起こり、一六％以下になると気絶する。しかし、これが増加すると、身体に害を及ぼすだけではなく（未熟児を保育器のなかで高濃度の酸素にさらすと未熟児網膜症で失明するなど）、森林などの自然発火（山火事）が頻発する。今問題の二酸化炭素は、化石燃料を燃やす結果として増加し、それが太陽からのエネルギーを地球表面から適切に排出することを妨げて、地球表面の温度を上げる（温室効果）ことで、地球全体の水やエネルギーの循環を狂わせ、異常気象の原因になっているというので、最近では「低炭素社会」を目指す運動が世界的な規模で展開されるようになった。

一般に、社会にとって必要で望ましいと考えられる財やサービスで、政府が供給するものが公共財である。その特徴は、非排除性（対価を支払わないひとの使用を排除できないこと）と、非競合性（ひとたび財が供給されると同一の数量をすべてのひとが同時に消費できること）、だとされる。通常、経済学ではこれが競争の完全性を阻害して、理想的な資源配分（パレート最適）が実現できないこと（市場の失敗）の一因だといわれている。そこで出現したのが「公共経済学」である。「市場の失敗」を前提として、公害などの外部性（経営の内容たる帳簿に出てこない）問題、および医療、年金、社会保障など、市場経済を超える視点で「お金」の問題を考えようというわけである。そこでは、公共財としての医療や公衆衛生が考察されなければならない。もちろん、工場の垂れ流す汚水や生活汚染物質などは「ネガティブな公共財」とよべる。

5　市場主義経済と国家の論理

今日、医療の荒廃が叫ばれ始めた一つの原因は、医療の市場化であった。医療サービスは商品の一つとして値段がつけられ、市場を中心に売り買い（交換）されることになったことである。すべてのものに供給と需要の関係で値段がつき、取引されるという社会は、近代ゲセルシャフト社会の特徴だが、これでは社会は動かない。なぜなら、この仕組みの背後には「経済人」（Homo Economicus）という、「自らの利益を最高に」と考える人間像が隠されているからである。これは、決して人間存在のすべてを表してはいない。ひとは、時に自己犠牲さえも躊躇しないし、利得は、真、善、美といつも仲良しであるわけではないのである。

医療の起源を考えると、すくなくともキリスト教圏では、奉仕や博愛、慈善、そして近代に入ると「基本的人権の保障」というような概念とむすびついているし、日本でも昔から「医は仁術なり」といわれてきた。仁術とは、「いつくしみ、思いやり」、（孔子が提唱した道徳観念）をおこなう術（方法）とある。残念ながら、現代社会ではこうした考え方はひどく衰退してしまった。計量できるもの、それが市場社会では「存在するもの」だからである。

現代社会では、医療（行為）の周辺に多くの産業がからまって寄生している。医療市場そのものも、総量では三〇兆円を超えるといわれるが、それは「パチンコ産業」と同程度の市場だという。基本的には、資本主義的な市場経済メカニズムで社会が動いているという大きな枠組みを考えれば、医療サービスだけを例外とすることは無理というべきであろう。医師のほとんどは職業として医療行為を行なっている。とくに、病院（医育機関付属の病院を含む）勤めの勤務医は全医師数の六七％を超えている（『医師・歯科医師・薬事師調査』厚生労働省大臣官房統計情報部、二〇〇七年）。過酷な労働条件で重い責任とさまざまな義務を負わされている「サラリーマン」である。給料をもらって家族を養うというのも、普通の勤め人と同じであり、とくに最近では、その職業のゆえに人びとから尊敬されたり、感謝されたりすることが少なくなったぶん、せめて仕事に見合う「給料」がほしいというものも増えた。二〇〇八年五月におこなわれた「日経メディカル」の調査によれば、勤務医が主たる勤務先から支払われる給与（回答数は三五歳以下二二五人と三五歳以上五四二人とに区分されている）に不満足と答えたものが六五％、満足が三五％であった。収入を押し上げているのはアルバイト。これで、収入は前者平均一〇三三万円、後者一五六七万円、全体平均では（年齢四一・五歳）一四一〇万円であった。日本のサラリーマン全体の平均年収が四三五万円（民間給与実態統計調査）であるから、たしかに高いが、それでも不満足だという。ちなみに、厚生労働省（中医協）が決める診療報酬は二千五百種類の医療行為を点数化したものであり、医師の医療行為は常に行政に監査されているのである。考えてみるべき問題ではあろう。

医療周辺産業として、ここでは製薬会社に登場していただこう。日本人の「薬好き」は有名で、昔の医者が「漢方」で妙薬をあたえていた文化のなごりだというひともいる。事実、日本の医療費に占めるクスリの割合は三一％（二〇〇五年）、これに対して診察料は一〇％に過ぎないという（鈴木厚）。同じ年で医薬品の割合をみると、フランス一九・九％、ドイツ一七・一％、イギリス一六・四％、アメリカにいたっては一一・三％であった。新薬の開発には多額の資金が必要で、大学病院などの協力も不可欠である。しかし、新薬は成功すると値段が高いだけに大いに儲かる。国による薬価の切下げにもかかわらず、値段の高いクスリをどんどん使用すれば、当然、医療費の高騰に貢献することになるのである。

そこで、最近、よく耳にするのが「ジェネリック医薬品」（後発医薬品）である。特許が切れた薬を、開発元以外の会社が製造・販売する。開発費がかかっていない分、値段が安い。そこで、医療費高騰に手を焼いている政府がこれを奨励するようになった。しかし、専門家は慎重である。同じ主成分が含まれているとしても、製法も素材も必ずしも同じではないからである。二〇〇六年の一一月におこなわれた日本医師会の報告では、「ジェネリック」に問題あり、である。メーカー三三社、銘柄七三、件数八九件で、「品質に問題あり」五四％、「効果に問題あり」六九％、「副作用に問題あり」四五％、という。

6　法と道徳のはざま

現代国家の諸制度・骨格を形作っているのは法体系である。医療制度も例外ではない。ほとんどの医療行為は、法律によって縛られている（医療と公衆衛生のための法規制）。この分野を規制する法令は、通常、二つ（医療と衛生）に分けられている。「健康の維持と回復を目的とする医療制度にかかわるもの」と「健康の保全・増進の見地から環境を整備し疾病や健康被害を予防するための衛生関係のもの」である。ここでは詳論する暇はないが、医療過誤などについては、刑法や民法の解釈も介入してくる。厚生労働省の告示や行政指導、また学会の自主規制にゆだねられているものもある（生殖医療技術や遺伝子工学技術の利用など）。ただ、クローン人間をつくる可能性がある技術などに関しては禁止が法的に確定されている（「ヒトに関するクローン技術等の規制に関する法律」クローン技術規制法）。最近の立法でいうと、一九九七年に施行された「臓器の移植に関する法律（臓器移植法）」がある。この法律の制定過程で問題になったことは、「死の概念と判定基準」であった。公聴会（脳死臨調）でも意見は真っ二つに割れた。脳死をもってひとの死とするかどうか。実際、心臓移植を前提にすれば、脳死を認めなければ意味はない。腎臓などとは違って、心臓移植のためには「生きている」臓器が必要だからである。日本人、日本文化の「死」の概念（社会通念）が反対論の根拠にもなった。委員のひとりであった哲学者の梅原猛は、脳と身体を別々だと考えるのはデカルト以来の物心二元論であって、脳が死んでいるからといって身体をもの扱いにすることはできないと強く反論した。結局、法律は制定され、移植を前提にして脳死はひとの死として認められた（ただし一五歳以下では不可。子供の心臓移植のために海外に出る人も多いが、費用は七―八千万円と高額である）。この法律にもとづいて一九九九年二月に最初の心臓移植手術がおこなわれた。

それから、二〇〇九年で一〇年。その間、脳死者からの臓器提供は計六二件にとどまっている。そこで、患者たちはもちろん、子供の場合は一〇〇％、海外に出かけて移植手術を受けることが多くなった。しかし、このことは移植医療が地下に潜り、ブローカーが暗躍する土壌にもなる。すなわち、臓器の売買である。死体腎移植では、死刑執行が世界一の中国で、日本人が腎臓を移植するケースは多いという。真偽のほどは分からないが、死刑囚の腎臓（全体の移植の九割）が、白血球の型の適合性が高いという理由で、外国人相手の移植がおこなわれているという。相場は一千万円ぐらい。ちなみに、中国の死刑執行数は、「二〇〇六年で七五〇〇から八〇〇〇人、突出した死刑大国」と書いている新聞もある（『東京新聞』朝刊、二〇〇七年一〇月一九日）。

二〇〇九年六月、「脳死はひとの死である」「一五歳以下の子供についても親族の同意があれば臓器摘出可」というA案（臓器移植法改正案）なるものが、衆議院ですんなり通ってしまったが、参議院でも、同年七月一三日にこれを可決した。たしかに、「脳死をひとの死」とすれば、移植医療は拡大し、腎臓や肝臓の生体移植も減少するかもしれない。しかも、今回は年齢制限を取り除いてしまったのである。幼い子供は海外でしか臓器移植ができないという現実も解消される。しかし、子供の脳死判定は成人の場合より難しいという。脳がまだ成長期にあるからだ。脳死状態で、「臓器を与える、与えない、受け取る、受け取らない」はまったく当事者の「自由意思」によるのだから問題はないというのが賛成派の主張だが、人間の主体的な意思の行使は「社会的真空」の中でおこなわれるものでないことは、社会学では自明のことである。こうした点を踏まえて、脳死と臓器移植について国民的合意を形成するためには、今少し時間をかけて議論すべきではないかと思われる。

臓器移植で近年話題を投げかけたものに、「病気腎移植」がある。腎臓移植はすでに長い実績があり、死体腎の移植も可能で、さらに一人の人間に臓器が二つあるので、すべてがうまくいけば生体腎移植（生きているひとから腎臓を一つだけ取り出して、これを腎不全で腎臓の機能がまったくなくなったひとに移植する。移植をしなければ人工透析で生きることも可能）で助かるひとも多い。しかし、生体腎移植ではあるが、それが「病気の腎臓」であることを承知で、移植手術をおこなっている医者がいるというので、問題になった。

病気腎移植とは、かならずしも「病気の腎臓」を移植するということではなく、がんや肝炎、腎臓などの疾患にかかっているひとから取り出した腎臓を移植することである。素人の素朴な疑問としては、まず他人に移植できるような腎臓をなぜ摘出するのかという点であるが、患者によっては病気の腎臓を抱えているよりも、すっきりとってほしいというものもいる。また、体外に取り出せばそれだけ容易に「修復」が可能になるし、移植を待つ患者としては、病気腎でも透析の苦痛から解放されるために移植を選択するものも少なくない。病気腎移植の先進国オーストラリアでは、初期段階の腎臓がん（三センチメートル以下）をみつけて、がんを切り取った後の腎臓を移植することで「生ごみ」を「資源」に変えるのだという。ドナーとレシピエントへの説明、摘出と移植は別の医師がおこなう、レシピエントは六〇歳以上など、いくつかのルールを定めて実績を積み上げている（『北陸中日新聞』朝刊、二〇〇七年七月二三日)。

二〇〇三年六月、宇和島徳洲会病院の万波誠(六六歳)医師がおこなった生体腎移植をめぐって臓器売買が発覚したのがきっかけになった。通常、生体臓器移植では、原則、親族間。今回のケースでは夫婦だというカップルの間での移植であったが、これが偽カップルで、万波医師がそのことを事前に知っていたかどうかが問題になった。同医師が一九九〇年頃から病気腎移植をおこなっていたことも表面化した。病気腎移植については外国でも事例があり(前述)、賛否両論があるというが、ようするに移植医療については臓器の提供があまりにも少ないことが長年の懸案である。とくに、臓器摘出の適切さ(摘出は治療上やむなし)が問われた。他人に差し上げることのできるぐらい機能しているのなら取り出す必要はないのではないか。しかし、高齢の透析患者は年間二〇%の割合で死亡していく。結局、万波医師は「診療報酬不正請求」で保険医登録を取り消されるという行政処分を受けた。

日本移植学会と政府は、これを契機に「病気腎移植」全面禁止の方向を打ち出したが、その主たる理由は、現時点では、移植が密室的で正当な評価をくだすことが不可能だというものであった。移植学会の理事長田中紘一(当時)は、「病気腎移植は判断材料に欠け治療学として評価できない」という(『四国新聞』二〇〇七年四月二九日)。だが、この問題の社会学的な核心は、日本はもちろん、諸外国でもドナー不足が深刻で、そこには常に「臓器売買」の影が見え隠れすることであろう。ちなみに、腎臓移植の待機年数は、日本で一六年、アメリカでも三―六年以上という。その根っこには、貧困や死刑の問題が横たわっているのは見やすい事実である。

移植医療の最後のケースとして、生体肝移植の例を検討しておこう。これは有名な話だから知っているひとも多いと思うが、衆議院議長の河野洋平（二〇〇九年七月現在）が息子の太郎（衆議院議員同上現在）から肝臓の三分の一を提供されて、これを移植し、元気に活躍しているという「親孝行の話」だ。洋平は、肝硬変が悪化して、肝性脳症を起こし意識障害が現れ始めていた。手術は二〇〇二年四月、信州大学医学部第一外科でおこなわれたが、実は、日本では、ドナーの死亡例こそなかったものの、一九八九年に（生体肝移植の）第一例があるという程度の未知の部分が多い移植治療であった。実際、太郎の肝臓（部分）を取り出すのに一一時間、これを洋平に移植するのに一七時間の手術がおこなわれたという。当時、これには健康保険が適用されなかったので、約一千万円の費用がかかった（「がんサポート情報センター」インタビュー　二〇〇四年一一月号）。一九九七年の「臓器移植に関する法律」施行以来、脳死肝移植に期待がかかったが、二〇〇二年八月二〇日現在、その実績はわずかに一八例。そこで、一九八九年以来、欧米では稀だった「血縁者又は家族が自分の肝臓の一部を提供する生体部分肝移植」が目立つようになったが、生体肝ドナーの死亡や、悪性の後遺症に悩まされる人も少なくないなか、見直しの機運もあるという（日本移植学会ホームページ　2001-2004）。少しデータは古いが、日本での肝移植の場合、一九八九年から二〇〇一年までの積算で、生体肝移植が一七八九例に対して脳死肝移植はわずかに一四例。米国では二〇〇一年の一年間に五一七七例の肝移植がおこなわれたが、そのほとんどは脳死肝移植であったという（同上）。この点では、日本の生体肝移植の状況は特異である。そこで、近親者に肝機能が悪化して、移植以外に治る手立てがないというひとが現れたとき、「知らん顔」をすることに罪悪感を抱いたり、周りからそれとなく「圧力」がかかったりすることがないか、それが問題である。二〇〇三年五月、生体肝移植では実績のあった京大病院で、娘に肝臓の一部を提供した母親が死亡した。日本初のドナーの死亡であった。日本肝移植研究会は、「母親の肝臓にあった疾患を病院側が見誤ったうえ、肝臓を七四％も切除したのが原因だ」と報告した。また、同研究会は、二〇〇三年までのドナー一四八〇人を調査した結果、手術後三カ月までに、五〇％が傷のひきつれや感覚麻痺を、また三五％が疲れやすさを経験したと述べている（『山陽新聞』二〇〇七年五月三〇日）。幸い、河野洋平は、「劇的に回復した」。河野太郎も、「一晩、痛みと吐き気で眠れなかった。『こんなに痛いんだったら、やんなかったよ』と言ったくらい」という程度ですんだようだが、それにしても、日本的「ムラ社会」の中で、ドナーの法的な保護が検討されなければならないようだ。幸いという点では、もうひとつ。二〇〇四年年から健康保険の対象になる生体部分肝移植の対象が拡大されて、一部の施設では患者の負担が小さくなった。しかし、日本移植学会では、種々の医学的な適応疾患のうち、一部のみが健康保険の対象になっただけで、現実には、多くの場合、この治療にかかる費用は患者や施設の負担になっているという。

参考文献

畔柳達雄ほか編『医療の法律相談』有斐閣、二〇〇八年。
田辺功『医療危機』朝日新聞社、二〇〇七年。
川上武ほか著『日本の「医療の質」を問い直す』医学書院、二〇〇六年。
鈴木厚『日本の医療に未来はあるか』ちくま新書、二〇〇三年。
西村周三監修『医療ビッグバン』日本医療企画、一九九七年。
菅谷章『日本の病院』中公新書、一九八一年。
佐藤進編『高齢社会の法律』早稲田大学出版部、一九九七年。

用語解説

(1)　科学的社会主義

社会を科学的に研究し、その知見にもとづいて社会を合理的に設計する。産業資本主義の勃興した一九世紀に入ると、啓蒙主義による人権の思想、社会の進歩、実証科学への信頼が、特権階級を否定する社会の実現を目指す人びと（サン＝シモン、フーリエ、プルードンなどのフランスの思想家たち）を生み出し、「空想的社会主義」学派と呼ばれた。こうした思想を継承しつつ、実証科学にもとづく資本主義社会の分析が実践的に展開する（マルクス、エンゲルスの）共産主義思想を科学的社会主義と呼ぶ。医療におけるイギリスの国民医療制度（NHS National Health System：医療の国有化）もその一例であろう。しかし、社会の設計とその構築には、思いがけぬ罠が存在するようだ。自由と民主主義を基盤にした社会は、だれの目にも問題がないと思われたが、医療制度ひとつをとってみても、一九六〇年代に導入されたメディケイド（低所得者対策）とメディケア（高齢者対策）以外に公的な医療制度のないアメリカでは、何らかの医療保険に加入していないものが四千万人以上いるといわれている。他方、イギリスでは、たしかに国民は税財源によって基本的には無料で医療を受けることができるが（公的病院のみ）、多くの問題点も指摘されている。入院待機者の数が多く、入院（や手術）まで長期間待たされるなど。

(2)　『共産党宣言』

一八四八年二月、マルクスとエンゲルスは、労働者を資本家の抑圧から解放し、国家を超えた労働者の団結を呼びかけた（国際的労働者組織の結成）。人類の歴史は階級闘争の歴史であるという認識から、階級支配そのものを払拭する理想を掲げたものである。国境を越えて被抑圧者である労働者階級（プロレタリアート）を基盤とする階級の無い社会の建設は、しかしながら、いまだに実現していない。世界の医療状況が大いなる格差を露呈し、発展途上国では無知、飢餓、貧困、内戦などで公衆衛生や栄養水準がよくなれば予防できる感染症で、子供を含む多くの人びとが死んでいる。エピデミック（地域的な感染症）の大流行や大きな戦争は、「人口調節の安全弁」だという人もいるが、グローバル化した世界の現実は、人類のエゴイズム以外のなにものでもなく、世界社会が成立していない現在、世界的な「福祉ネットワーク」は皆無に等しい。

(3) アレルギー

生物有機体には、外部から侵入する異物（抗原、アレルゲン）に対して免疫反応を起こし、これを排除・攻撃・死滅させる自己防衛機能がある。それが、ときどき誤作動を起こす。本来、排除・攻撃しなくてもよい物質に過激に反応する（過敏性）ことがある。

さらに、一度抗体ができた人が再度同じ抗原に接触したときにおこる急性で全身性のアレルギー反応を、アナフィラキシー・ショックというが、抗生物質のペニシリンが問題になったこともあった（抜歯の後で化膿止めに打ったペニシリンでショック死した例もある）。その後、免疫反応に由来するさまざまな疾患があることが分かり、免疫反応による生体の障害をアレルギーと呼ぶようになった。子供たちの間でよく耳にする食物アレルギーや季節的に起こる花粉症、さらに気管支喘息や蕁麻疹などが身近なものである。アレルゲンを避ける以外に対処法がないという厄介者だが、近年増えつつあるという。

(4) 製薬産業

国民医療費に占めるクスリ代が、日本では各国に比べて並外れて高い。日本では、医療費の約三割、八兆円以上を使っているが、これは人口換算するとイギリスの四倍という人もいる。薬価は切り下げが続いているのに、それでも新薬の値段が高いという（鈴木厚）のは、薬価が高すぎるか、薬の使い過ぎかのいずれかであろう。医薬分業の成果はどうなのであろうか。最近では、特許期間が終了した新薬を真似た後発薬剤（ジェネリック薬品）を製造する製薬会社が、テレビ広告（コマーシャル）を流している。「先生、このクスリ、ジェネリックにならないでしょうか」と患者が医者に質問している「何しろ薬代もバカになりませんので」。医薬品の価格は中央社会医療協議会で決める薬価基準表で定められている。また。薬の認可権も政府にあり、外国で認可されている医薬品も、日本人への安全性ということで、再度日本での審査（治験や認可）が必要である。日本の製薬業界の体質や政府との癒着、医療（業）界との癒着の問題など、検討すべき点がいろいろありそうである。変な話（でもないのだが）、血圧、コレステロール、血糖などでは、病気と正常を区別する基準値がそれぞれの学会によって決められ、それを基礎に臨床医は投薬をおこなう。一例を示そう。二〇〇〇年に日本高血圧学会が、高血圧の基準値を一四〇―九〇水銀柱ミリメートル（従来一六〇―九五）に引き下げたので、新たに二一〇〇万人患者が発生して降圧剤を飲むことになったという。疫学的な検証も十分ではなく、それに学会幹部と製薬会社との関係も不透明だといわれている（近藤誠『成人病の真実』文芸春秋社二〇〇二年、一二一―三六頁）。

(5)　臓器移植

ヒトの場合、人体の一部や臓器が壊れても元に戻ることはない（もちろん、小さな傷などは細胞が再生されて元に戻る）。足がなくなれば義足を使い、歯がなくなれば義歯を使う。再生医療（万能細胞を使ってからだの部位を再生する）がいまだ実験段階なので、手っ取りばやい方法が移植医療である。一九九七年施行の「臓器移植法」（臓器の移植に関する法律）は、主としてヒトの内臓と眼球で（第五条）、心臓や肺の移植が想定されていた。臓器売買の禁止、臓器を斡旋する機関、関係者の秘密保持義務などが盛り込まれている。当初、移植した臓器にたいする免疫反応のためその生着は容易ではなかったが、免疫抑制剤サイクロスポリンの出現で成績は向上した。ただ、ドナーが少ないので、移植例は多くない。ちなみに、内閣府の「臓器移植に関する世論調査」(二〇〇八)では、臓器提供意思表示カードを持っているもの割合は六・六%ときわめて少数である。人体内に同じ臓器が二つあり、一つでも生きていけるというものに腎臓があるが、この場合は、生体腎移植が可能で主として親族が提供者になる。移植される臓器が「新鮮で」拒絶反応も少ないので、これによって透析から解放され、元気に活躍している人も少なくない。他方、心臓のような臓器については「脳死」が前提になり、それには生前の「臓器提供者の意思」や家族の判断などいくつかの要件がそろっていることが前提だが、一五歳以下の子供についてはそれが確認できないとして、移植は禁止されている。二〇〇九年六月現在、この点(子供の心臓移植は海外まかせでいいのか)の改正を中心に、議員立法で改正案がいくつか議論されているが、いまだに意見集約ができず、今国会での改正案可決は無理だと思われていた(二〇〇九年六月現在)。[その後の展開については、本書一一五頁参照]

第5章　医療技術の進展

――思いもかけぬ落とし穴

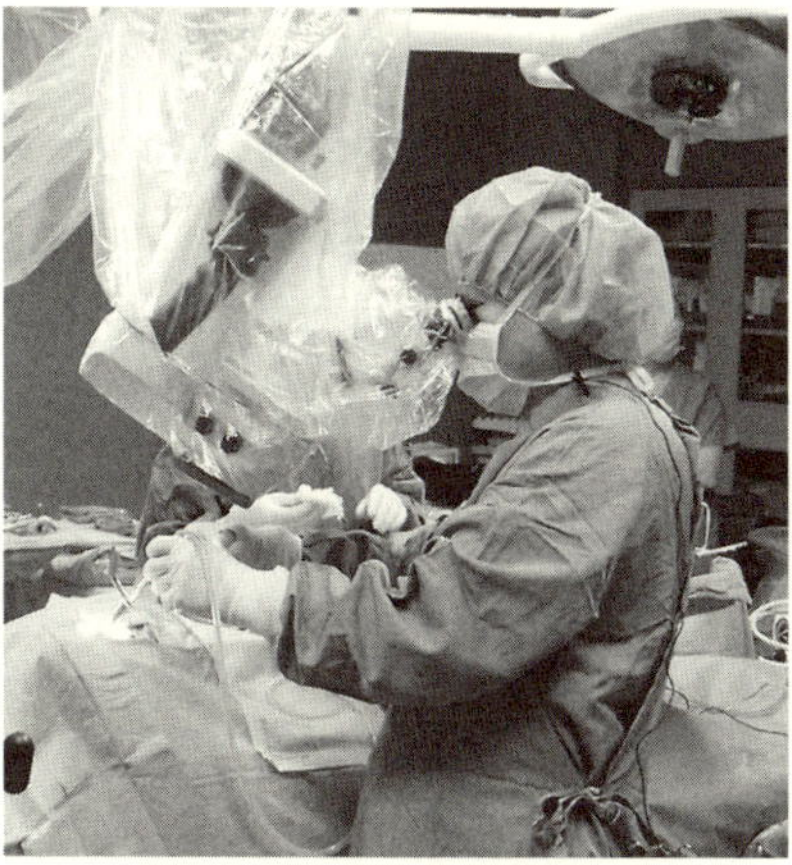

脳の内視鏡下外科手術
（出所：福島孝徳公式サイト http://takafukushima.com/）

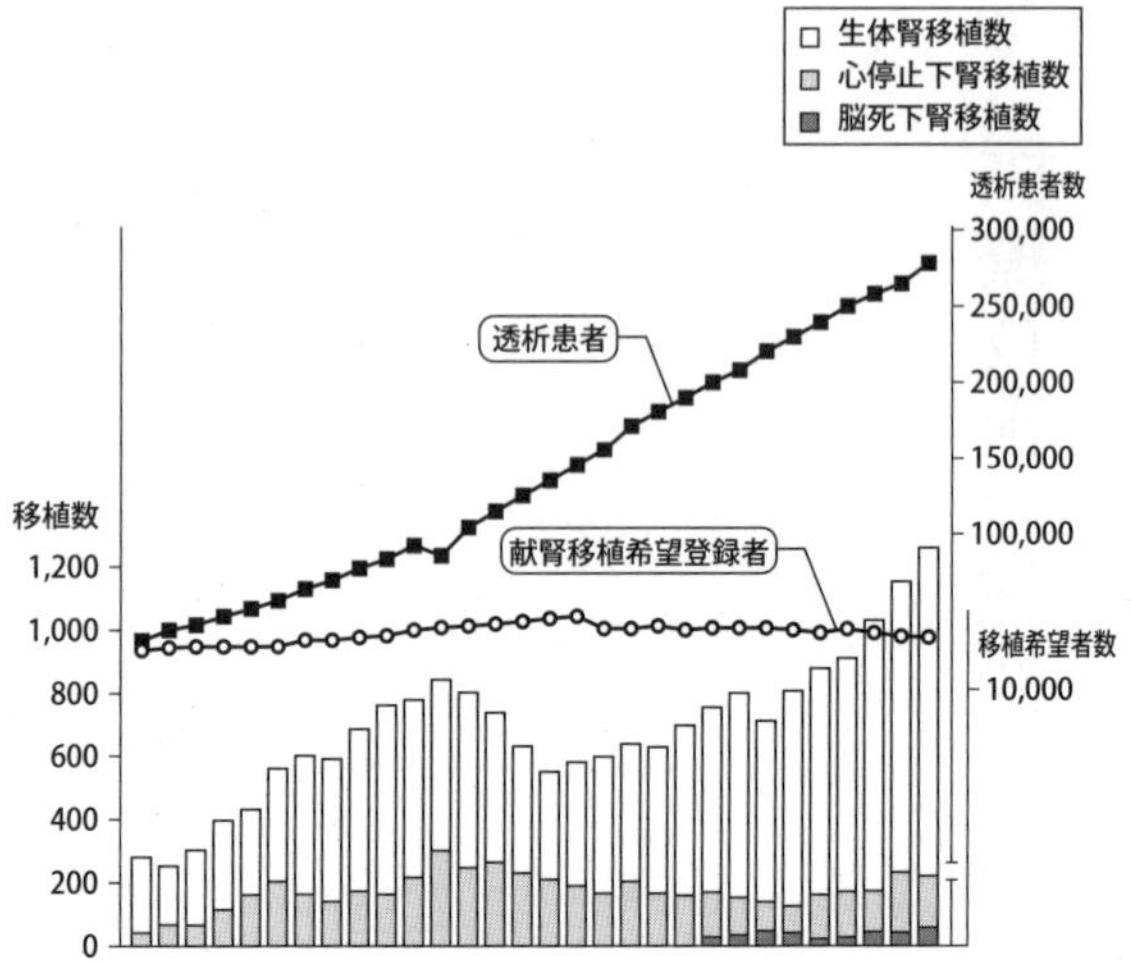

腎臓移植数の推移

出所：日本移植学会「臓器移植ファクトブック 2008」
http://www.asas.or.jp/jst/

1　基礎研究と臨床応用のはざま

デカルト的分析理性と客観主義・経験主義で武装した近代科学は自然の謎を次から次へと解明し、その知識をテコに自然を人間の支配のもとにおこうと試みた。すなわち、自然を人間の利益のために利用する技術を開発していったのである。核融合による原子力とは、いってみれば太陽を地球に運んでくるようなもの。太陽から来るエネルギーを、地球の上で作りだそうとするものだからである。しかし、かのニュートンは自らの知識の量を問われて、海岸の砂の一粒にも及ばないと答えたという。それほど、人間が知りえたことは、自然の謎の大きさからすればわずかに過ぎないと言いたかったのであろう。

だが、日常的な人間の目からすれば、近代における科学・技術の発展には目を見張るものがある。ドイツの有名な社会学者M・ヴェーバーは、それを「魔術からの解放」（非魔術化）と呼んだ。目に見えない、とらえどころのない、したがって計測することも、他人に伝えることもできないものは、いわば証拠のない知識・方法であって、前近代の悪しき遺産だというわけである。そういえば、最近、医療でもＥＢＭ（Evidence Based Medicine：証拠にもとづいた医療）という言葉を盛んに聞くようになった。なんだか、今までの医療は証拠のない知識に頼っていたかのような気がしてくるが、どういうことなのだろう。

たしかに、医療は熟練を要する技術だから、経験や勘が力になることがある。しかし、医師の熟練度は個々の医師では異なるだろうから、できるだけこれを「標準化」して、広く多くの医師が最新の情報にもとづく治療が可能なようにすることは望ましい。たとえば、京都大学には、京都大学ＥＢＭセンターというのがある。二〇〇一年に創設されたこの機関では、ＥＢＭを実践するために、広く臨床データを収集・解析すると同時に、医療者の相互交流を促し、もって医療の質の向上に貢献するという。医療情報を収集、吟味、適用、フィードバックしつつ、当該患者にとってもっとも適切で有効性のある治療法を、患者と同じ視点に立って考えようというわけだ。治療の技術的な問題はもちろん、患者とのコンプライアンス、患者・家族の意向や価値観、さらには倫理的な問題の有無についても考慮するというのである。

皮肉なことだが、戦争が始まると医学、とくに外科学が進歩するという。戦場では、多くの兵士が死傷する。破壊された頭蓋骨や飛び出した心臓を、直接観察して治療するとなれば、普通の解剖学実習では扱ったこともないような事例に、それこそ無数に触れることになる。実験的ではなく、まさに臨床的に脳や心臓というヒトにとって重要な臓器を勉強する機会が増えるからである。広島に原爆を落としたアメリカは、直ちに医療チームを現地に派遣して、放射能被害についての綿密な調査をおこなったと聞く。ある種の化学物質が生体やその遺伝子にどのような影響を及ぼすかを実験的に研究するには、相応のリスクや倫理問題がともなうが、戦争となれば話は別だ。ベトナムで枯葉剤を散布して、その影響で奇形児が生まれるなら、医学研究という視点だけからいうと、絶好の研究チャンスであろう。こうした非人間的やり方で医学が進歩した側面も忘れるべきではなかろう（戦争のドサクサにまぎれて、戦争捕虜を生体実験に使ったという話はあちこちにある）。

基礎医学での研究成果は、直ちに臨床に応用されることが期待される。いままで治らなかった病気が治るかもしれないと期待が高まるからである。昔、国立病院には「学用患者」なるものがいた。面倒な病気を抱えているが、治療のための十分なお金がない。しかし病院では、最新の研究成果をふまえた実験的な治療を受けることができる。一種のモルモットになるわけである。その分、治療費はただというわけだ。二〇〇四年現在、大阪大学付属病院には、「医学及び歯学の教育又は研究に協力を得るため、当該附属病院診療科の科長が、本人又は親権者等の協力方の同意を得たうえ、当該附属病院長が承認した校費患者」がいる。「診療に要する費用は、大学で負担するものとする。ただし、保険の適用できる費用については、保険給付によるものとする」とあるが、この制度は今も多くの大学医学部付属病院に存在する。

2　日進月歩で高度化する医療技術

最近の話題でいうと、「再生医療」の先端技術ともいうべき「万能細胞」（iPS細胞：induced pluripotent stem cells）の実験的試みがそれである。下等な動物では、身体の一部を失ってもまたそれが再生するという例があるが、ヒトなど高等動物ではこうしたことはありえない。だが、もし傷害や病気で機能不全になった臓器や部位が再生可能になれば、これにすぐる治療（法）はない。ヒトが受精卵から細胞分裂によって胎児になる過程をみれば、最初は未分化な細胞があるメカニズムで身体のさまざまな部位として形成されていくことは十分納得がいく。もしこの過程を人工的に利用できれば、病気で欠損した臓器や部位を再生することが可能になるはずだ。

二〇〇七年、京都大学のチーム（代表：山中伸弥）が三〇歳代女性の顔の皮膚細胞（人間の身体は六〇兆個の細胞でできており、その一つ一つにそれぞれ完全な遺伝情報が組み込まれている）から取りだした四個の遺伝子をウイルスに組み込んで培養し、約一カ月でヒトES細胞（胚性肝細胞）と同じような細胞をつくりだした。これまでのES細胞は、ヒトの受精卵を壊してつくる（受精卵の核をとりだし、皮膚などから採取した核を埋め込む）ので、倫理上の問題があった。クローン技術をあわせて使えば拒絶反応の問題も克服できる。アメリカの学者との競争も激しく、山中教授は日本での集中的研究拠点（「チームＪａｐａｎ」の設置）を設立するための予算措置を政府に懇願し、政府もこれに応じたようである。患者と遺伝情報が同じ細胞を作製でき、拒絶反応のない移植医療の実現に向け、大きな前進となる成果であり、山中代表は「数年以内に臨床応用可能」（『読売新聞』二〇〇七年一一月二一日）という。業界でも、バイオベンチャーと呼ばれる企業が、さまざまな再生医療の試みを始めている。たとえば、キリンビール医薬カンパニーは、アメリカで、患者から免疫にかかわる細胞を取り出し、これを活性化して再び体内に戻してがん細胞を攻撃する新しい治療法の治験を実施し、米食品医薬品局からの承認取得を目指している。患者から採取した皮膚を増やし治療に使う培養皮膚の国内での承認取得を狙う企業もある（『日経産業新聞』二〇〇七年二月二二日）。

医療技術はこうして日進月歩だが、その臨床応用からどんな新しい問題が出てくるかはいつも不確定である。そもそも人体というのは人間の細胞だけで構成されているのではない。それに加えて、多くのバクテリアや細菌、ウイルスなどが絡み合って（たとえば、腸には一キログラムの細菌が住み着いてヒトと共生している）できている複合有機体なのである。その意味では、大腸菌などは「身体」の一部だともいえる。こうした構造の働き（機能）は直接目にみえない。脳の働きなどは、せいぜい脳の各部位の血行をみて活動の強弱を推測する程度で、働きの中身をのぞいているわけではない。もっとも、いくつかの脳内物質、たとえば、ドーパミンやセロトニンなどの働きは分かってきた。

しかし、脳外科の手術などは精巧になり、超人的な術者が現われている。今までは手術不可能と思われていた脳腫瘍を顕微鏡下で切り取り、しかも他の場所に傷をつけない名人芸をやってのける「名医」もいる。心臓の外科手術なども、体外循環（人工心臓で血液を循環させる）や開心手術が臨床応用されたのは一九五三年とその歴史は短いが、三〇年前にはすでに冠動脈バイパス術が確立、手術器具や麻酔の技術が飛躍的に発展し、内視鏡下手術が進んだので、低侵襲性（身体に負担をかけない、体外循環を使わないなど）の手術が多くなった。弁膜症や虚血性心疾患の手術死亡率はいまや二・三％以下という成績である。ところが、問題はどんな名医でも最初の手術は、当たり前だが、初めてである。手術をやって、「腕を上げたい」が何しろ経験がないから手探りということになる。熟練の医師がついていて、緊急な場合にも対処できるように条件を整えてやるのが常識だろう。だけれど、無頓着に患者を「モルモット」にしてしまう医師もいないわけではない。二〇〇二年一一月、懸念されていた事態が起こった。東京慈恵会医科大学付属青戸病院で、前立腺がんを摘出するため「腹腔鏡手術」をうけた千葉県松戸市の男性が一カ月後に死亡するという事故があったが、これに従事したのは（研究熱心な？）三人の未熟な医師で、彼らは業務上過失致死容疑で警視庁に逮捕された。

比較的ポピュラーな医療技術の革命というと、血液検査、内視鏡検査、画像診断、さらには蘇生術（AED：Automated External Defibrillator の普及、素人でも使用可）、人工臓器、放射線治療、体外受精などがあるが、そのいくつかのものは新しい倫理問題をも生み出している。ところが、面白い事実もある。メタボ予防に「体重測定」を自宅で定期的におこなうようになったひとで、体重を減らすことに成功したというのである。体重を測るという行為そのものが、体重を下げるという「挑戦」に転じた結果だという。まったく同じではないが、体操やジョギングなどでも、これが習慣化すると、やらなければ「気持ちが悪い」というようなひとも現れる。高度な先端医療技術と人間の不可解な行動原理が共存するところが面白い。

3　検診、検査、治療をとりまく諸問題

すこし前、慶応大学医学部の近藤誠が、がんの検診は無用、「患者よ、がんと闘うな」と訴えて物議をかもした。かれは、アメリカで勉強してきた「乳房温存療法」を日本でも普及させたいと考えていたが、当時（一九八〇年代）は早期発見・早期切除と女性の心理をほとんど省みない荒っぽい治療が幅をきかせていた。「がんは、発生した臓器の中で再発すれば必ず他の臓器に転移する」という思い込みがあって、それが当時の権威ある医者たちによって信じられていたのだ。これに異論をとなえることは、禁を破って仲間を裏切ることになり、出世の道が遠のくことを、かれは覚悟せねばならなかったという。（本物のがんと区別するために考えついた）「がんもどき」という概念も、乳がんの治療から生まれたのである。近藤は、新しい医学論文を読破し、実名で医師たちを紹介したが、それは議論の透明性を維持するためであった。「種々のがんの九〇％に抗がん剤は効かない、がん検診は拒否しよう」と、かれの主張はきわめてラディカルであった。いまでいえば、そのときのがん治療の現

状は、まさにEBMの対極にあったということである。医師の個人的信念や思い込み、それにクスリを使うことのリスクの無視、また金銭的な利益も無視できなかったという。

先端医療技術がどこまで必要か、たとえば血液検査。「とりあえず、念のために」でよいのか。かつては、血液検査といえば、顕微鏡で白血球や赤血球の数をかぞえるとか、とにかくきわめて原始的なものであった。ところが今では、電子工学の成果（光電光度計）を利用して血液の化学的検査が容易になり、何十項目もの検査が短時間でおこなわれるようになった。検査センターとか中央検査室などが病院から独立して、衛生検査技師が専門的にこの仕事を担うようになった（一九五八年、衛生検査技師法が成立）。最近では、血液化学自動分析器が導入されている。このほかにも、X線検査、心電図、CT、MRI（核磁気共鳴画像）、エコーなどに加えて、尿、血糖、電解質、血液ガスなどの検査が動員される。今でも、健康診断に問診もはいっているが、測定され、標準化された検査値に頼る医師は圧倒的に多い。だから、理論的（もちろん臨床的でもあるわけだが）に「正常値」を決めれば、病気はすぐに発見できるし、薬を服用させることも可能になる。その正常値の決め方が問題なのだと、近藤は指摘している。

集中治療システム（ICU：Intensive Care Unit）ができて、重症の患者が死ななくなったが、それが今では目的ごとに分化して、心臓病用、新生児用などと設備が特化してきている。後者でいうと、未熟児、重症新生児など、たいてい仮死状態・呼吸障害で生まれてくる赤ちゃん（今までなら死んでしまった）を直ちに救済する新生児用ＩＣＵである。このことはこのことで少子化の時代、大事なことは分かるが、問題は高齢出産など晩婚化の傾向で、リスクの高い出産が増えていることである。周知のとおり、通常のお産は保険適用外である。それは、出産が病気ではなく、自然な営みであると考えられているからであろう。帝王切開などが常態化するなどは（三五歳以上の出産では二人に一人、平均では二〇—三〇％）、したがって、好ましいことではない。しかし、現代女性のライフサイクルの変化に伴って高齢出産が増えている（日本の女性が三〇—三四歳で第一子を出産する割合は、二〇〇〇年現在で二四％であるが、この割合は過去二〇年間増加の一途をたどっているという（武谷雄二「少子化の医学的側面」『学士会会報』八六六号、二〇〇七年、五三—六五頁）。そこで、不妊治療としての体外受精などが増加するが、この場合、約二〇％が多胎となり、早産による未熟児出産が増える。四〇歳前後を境に、子供の染色体異常、とくにダウン症が急速に増えるのである。それでも、新生児ＩＣＵは子供を助け続けなければならない。

先端医療技術が導入されるにつれて、医療の大規模化やコンピュータ化がすすむ。われわれを取り巻いている現代社会がそうであるように、こうした環境のなかではどうしてもヒトが量として扱われる、すなわち医療のなかで患者が非人間化されてしまいがちである。同時に、管理の哲学が優先し、それが市場原理と結びつきやすい。医療機器が高度化すれば、その価格も桁外れに大きくなる。大企業が参入してくるだけではなく、医療市場への外資の参入も予想される。医薬産業の躍進も、医療費の高騰に拍車をかける。先ほどの血液化学自動分析器でのセット検査が医療費を押し上げているというので、検査費用の逓減制が一九八一年に導入された。

4　薬とサプリメントで健康が買えるか

日本では、国民医療費の約三分の一が薬代であること、また日本人はもともと「クスリ好き」だということはすでに述べた。感染症対策として抗生物質が大きな役割を果たしたことに疑問の余地はない。身体の生化学的な知見が蓄積されて、新薬の開発に拍車がかかっている。（心臓）移植医療の進歩に貢献したのは、免疫抑制剤の開発であった。他人の臓器は、基本的には、身体にとっては異物である。こうしたものが体内に入ると、免疫機能が働いてこれを殺すとか追い出すとかする。そこで、この機能をすこし弱めてやろうというわけである。もちろん、弱めすぎれば、身体は外から入ってくる雑菌やウイルスにやられてしまうので、微妙なバランス（感覚）が必要になる。

クスリはもともと身体にとっては異物であり、しばしば毒物でもある。また、漢方の処方する「生薬」とは異なり、自然界に存在しない化学的化合物である場合が多い。新薬の開発には多額のお金がかかるが、成功すれば大もうけにもつながる。だから、製薬会社はしのぎを削って競争する。アメリカには、ＦＤＡ（Food and Drug Administration：米国食品医薬品局）があるが、いいえて妙である。ようするに、医食同源を制度にしたようなものだからである。日本では、厚生労働省の管轄だが、ここにある中央薬事審議会が新薬の製造・販売の認可権を握っている。基礎になる法律は「薬事法」であるが、クスリ（医薬品）についてもきわめて難解な定義がおこなわれている。

すぐれた医薬品が開発され使われるというのは、もしそれが画期的な成果をあげるとすれば、先端医療の技術革新として喜ばしい。すこし前までは、胃潰瘍や十二指腸潰瘍は外科的方法で治療されることが多かったが、最近では薬物療法で治すことが当たり前になり始めた。ピロリ菌など原因となる菌を除菌するクスリや酸の分泌を抑制するクスリが開発されて、まさに患者に対する負担や苦痛を小さくする（低侵襲性）治療法が普及したのである。もちろん、胃や腸に入ってその粘膜を強く刺激するような食べ物、飲み物は控えるのは当然である。これらは、いわばクスリの「ネガ版」であり、クスリとは反対の効果をもたらすからである。もっとも、薬の効能とは「毒をもって毒を制する」の類《たぐい》であるから、たとえば、睡眠を誘発する「レンドルミン錠」は、ごく最近まで二週間を超えて処方されることはなかった。多量にまとめて服用すれば、命を落とすことになるような薬が数多く使われているのである。

サプリメントは栄養補助食品とよばれ、ビタミン類やカルシウムなどと漢方薬系の生薬があるが、もしこれが薬局や病院で処方されれば医薬品ということになり、町のドラッグストアで処方箋なしで買えば、医薬部外品となるものも多い。最近は、とくに健康ブームの影響と健康の自己管理の奨励によって、日常の食べ物やサプリメントに気を配るひとが増えており、それに乗じて多種多様の商品が提供されている。それに、人びとが飛びつく。こうした現象が医療の先端技術革命と裏腹に存在することはなにを意味するのだろうか。現代医療に対する信頼の喪失か、それとも人びとは単に過激な広告にだまされているということか。一九九四年には、「赤ワインが動脈硬化を防ぐ」(赤ワインに含まれるポリフェノールが、動脈硬化をうながす低比重リポたんぱくの酸化を防ぐ)、一九九六年には「ココアはコレステロールの上昇を防ぐ」(ここでも、カカオ豆に含まれるポリフェノール)、そしてこの赤ワインとココアの流行は一九九八年になっても衰えることはなかった。「野菜は身体にいい」というので、たくさんの野菜を一気に飲める(食べられる)製品(一五種類の葉果茎根を厳選。それぞれの価値をひきだした野菜汁)を売り出した会社もある。いずれも、食品メーカーでクスリを製造・販売したわけではない。生活習慣病があふれている長寿社会は、従来の医療技術に反省を求めているのではないのか。

しかるに、この傾向に拍車をかけたのが「トクホ」（特定保健用食品）の誕生である。一九九一年、国は「栄養改善法施行規則」を一部改正して、「特定の保健の用途に資することを目的とし、健康の維持、増進に役立つ又は適する旨を表示することについて、厚生労働大臣より許可又は承認された食品」を「国のお墨付き」としたわけである。健康の維持は自己責任となった今、国民は正しい健康情報によって食品を選び、食生活を通じて健康を維持・増進する責任を担うことになったから、生活習慣病などの予防に「科学的に確かめられた」情報にもとづく食品で、国が認定しているとなれば、これは手っとり早く安心を手に入れることができるというので、「トクホ」の氾濫がはじまった。昨今、ＴＶのコマーシャルや新聞広告で、「コレステロールが高めの方」「血圧が高めの方」「血糖値が気になり始めた方」へのお勧めの食品が紹介されるかと思えば、「体に脂肪がつきにくい」「食後の血清中性脂肪血が上昇しにくい」油や飲料水が、それこそ科学的説明つき（食品に含まれる成分の機能の分析など）でスーパーの棚を占領している。乳酸菌、ヨーグルトの類も例外ではない。ただし、どの食品も効果を断定しているわけではない（証拠がまだ不十分だからであろう）。実際は、効用をそれらしく表現しているだけなのだが、人びとは「これこそ健康にいい食品（サプリメント）に違いない」と錯覚してしまうのである。「トクホ」ではないが、有機栽培された野菜や果物（organic food）の人気が上昇中であることも街を歩くと分かる。少し値段は高いが需要があるらしく、そういうものだけを扱っている専門店があちこちで見かけられるようになった。「有機栽培」というのがみそで、抗生物質やホルモン類を含まず、農薬や殺虫剤を使わず、遺伝子操作を受けていないというのが「謳い文句」で、多くのひとがそれは安全で、健康によく、環境にもやさしい食品だと考えているようだ。

5　人類の「天敵」はウイルスか

人間の生活をとりまいている現実には、「自然的なもの」と「社会・文化的なもの」の二つが区別されるが、この区分は常識的に考えられているほど単純ではない。たとえば、前者でいうと、初夏の小鳥がさえずる頃には、木々の緑が美しいわれわれを取り巻く自然環境を実感するし、さらにいえば、われわれの身体そのものが長い進化の結果として存在している「自然的なるもの」なのだ。自然なものとは、基本的には、人間が創ったものではないし、そこに働く法則（や規則）も人間が決めたものではない。それに対して、社会・文化的なものとは、人間の思考や活動の所産そのものであり、そこに働く諸規則も人間が決めたものであるから、これらはもちろん人間が自由に変更することができるものだと、一応は考えてもよい。ところが、実際は、どうか。京都の北山杉の森は自然か。メタボを抱えた人間の身体は自然か。最近、日本（横浜）で開かれた「アフリカ開発会議」（二〇〇八年五月二八—三〇日）。これは人類懸案のアフリカでの飢餓や貧困をどうすればなくせるか（各国の政治的思惑は別としても）という課題に、日本が積極的にイニシアティブをとり、問題の解決に取り組んでいるという姿勢を世界に示したものだと、マスコミでも好意的な報道が多い。しかし、ユニセフや国際食料計画などの国際機関が長年にわたって取り組んできたにもかかわらず、人類社会の驚くべき格差は一向に解決の方向には動かなかった。人間が作った社会組織も、人間の手で簡単に変えられるという代物ではないということなのだ。

実は、成功裏に達成されたかにみえる工業化、市場メカニズム、世界貿易の成果が、帝国主義、世界戦争、植民地主義と裏腹に、人類の世界史を構成してきたのであり、医療もまたそのなかで歴史的な展開をとげてきたわけである。たまたま、二〇〇八年、ミャンマーではサイクロン（台風）、中国では大地震が発生して、何万という人たちが犠牲になった。これからの復興（社会の再建）を考えると、気の遠くなるような期間とお金がかかると思われる。地震も台風も、もとはといえば「自然現象」（自然災害）である。人間にはどうすることもできないものだと言えよう。けれども、こうした地球上の災害の背景に、人類が自らの欲望を満足させるために、化石燃料を地下から掘り出してはこれを燃やし、地球上に炭酸ガスなどを大量に放出したために起こった異常気象（地球温暖化現象）などが原因ではないかと疑うひとも多い。

すなわち、われわれを取り巻いている自然はもはや「自然」ではなく、人間が何らかの仕方で介入した「人工的自然」になっている。このことは、医療の領域でもまったく同じで、こうした背景をもって、病気、健康、医療、死などの問題も考えていかなければならないのではないか。

近代以降、人間は、病気や死を制御しようと考えてきた。制御のメカニズムは、自然の法則（因果関係）を科学的に調べあげて、それを人為的に操作するというやり方である。こうして、近代医学はデカルト的明晰さで観察し、データを集め、分析を繰り返しつつ身体と精神を理解しようとしてきた。結論的に言えば、これが今ある種の「いきづまり」状態に追い込まれているということができよう。いわば、自然が人間の支配に反抗し始めたのだ。結核がぶり返しているという。麻疹の流行で大学が休校になった。いずれも、これまでの特効薬に対して耐性を獲得した細菌の仕業だ。新しい鳥インフルエンザ（とくに、H5N1型ウイルス）が広がれば、ワクチンも特効薬もない。だから、マスクと空気清浄機を買ったら、それで有効な対策となるのだろうか。二〇〇九年の豚インフルエンザ（A型インフルエンザのH1N1亜種ウイルス）も、またたく間に「ヒトからヒトへ」の感染力を獲得した。弱毒性だし、タミフルやリレンザも効くというので、町ではマスクをしている人の数が激減したようにみえる。しかし、WHOなどは、これを「新型インフルエンザ」として、世界的な感染拡大の恐れがあるパンデミックと判断し、二〇〇九年六月一二日にはその警戒レベルを「6」（最高値）に引き上げた。まさに、緊急事態である。六月現在、全世界の七六の国と地域で二万八〇〇〇人の患者が出ているという。現在は、冬期に入る南半球で広がり始めているが、この冬、北半球で、どのようにウイルスが変異して人類を攻撃するかは、まったく予測ができないというのが現状である。

人間の生活様式（の変化）と病気の関係は枚挙にいとまがないが、ここでは身近な一例として、未産婦と乳がんとの関係を示しておこう。少子化の原因は、基本的には、女性が子供を産まないことにある。この背景には、現代女性の生活スタイルが深くかかわっていることはすでに述べた。ストレスや過剰労働条件も考慮すると、男性も無関係というわけではない。ところで、「乳がんのリスク要因には、少産、高年初産、未授乳、肥満（閉経後）、遺伝子などがありますが、（なかでも）乳がんには女性ホルモンの代表であるエストロゲンがその発生に関係していると言われていて、分娩回数が多いとエストロゲンは減るという逆相関関係があります。子供を産む回数が増えると防ぐことができるがんが乳がんです。とくに、二〇歳未満での出産は、未産婦と比べて半分以下になります」「卵巣がんの場合には、子供を産んだことにより発生するリスクが半分になります」（武谷雄二）。いずれにしても、人間が自然に逆らって作り出す病気は、自然の抵抗としてとらえられるのである。

6　続出する新しい倫理問題にどう対処するのか

生殖医療、不妊治療、脳死と臓器移植、延命治療、尊厳死、遺伝子治療、クローン技術など、医療の最先端が延びると、いままでは思いもかけなかった問題、しかも医療だけでは解決しない倫理的、哲学的な問題が多く現われるようになり、哲学者、法学者、宗教家などが動員されることになった。医療者にもいい分はあるだろうし、経済界や政治家にもいろいろ思いはある。だが、正解は一つというような子供の算数ではない。民主主義では多数決で物事を決めるという約束はあるが、それとてこの場合には通用しないかもしれない。ではどうするのか。生命倫理（バイオエシックス）というが、倫理学にはそれほどの力があるのだろうか。やや一般的にいえば、人間の思考にはある種の前提が不可欠であると思われる。近代社会での思考の前提は、基本的人権と自由・平等（民主主義）であった。現代医療もまた、この前提を崩してはいない。しかし、問題は複雑になり始めている。

孫悟空が多人数の敵と戦うときの一つの戦法は、自らの体毛を抜いて息を吹きかける。そうすると、一瞬にして多数の孫悟空が現われるのだ。いわゆる魔法によって「クローン孫悟空」をつくるわけだ。世界で初めて、生体の細胞からクローン技術を使って羊（名前はドリー）を「創った」のはイギリスのロスリン研究所で、一九九六年七月五日のことであった。ドリーは雌で、その後子供まで生んでいる。世界に衝撃が走った。「クローン人間」の誕生も近い。なにしろ、自分の細胞の一つからもう一人の自分を創ることができるというのだ。しかし、クローン技術のヒトへの応用は、今ほとんどの国で禁止されている。ドリーのお話はいささか悲劇的だ。羊の寿命の半分程度、六歳にして急に老化が進行して、打つ手がないというので、殺されてしまった。現在、世界中で「クローン家畜」が創られているが、それらがどんな問題を抱えているかは相当期間飼育してみないとよく分からない。人間が食べても問題はないか。動物なら何でもありか。

臓器移植がある程度「普通の医療」になりつつあるが、それでもドナー不足で必要な数の臓器が集まらない。かつて、中国やインドなどの貧しい人びとが、先進国の腎不全の患者に自分の腎臓を売っているという話があった。臓器は売買してはならないというのが現在の法律である。そこで、イギリスで豚の心臓（もちろん、うまくいけばどの臓器でもいい）をなんとか人間に移植することはできないかと研究が始まった。豚は成長が早く、子供の心臓から成人の心臓まで、適当な時期に殺して臓器を取り出せば、これは便利に違いない。異種間の臓器移植は拒否反応が強く、まったく不可能である。けれども、豚の臓器にヒトの（ある）遺伝子を組み込んで、人間（の免疫機能）がこれを異物として識別しないようにすればよい、というのが主たるアイデアであった。その後、この研究がどうなったかは知らないが、豚の心臓移植の成功話はないので、立ち消えたのであろう。

最初の技術（あるいは、クスリ）がヒトに適用されるためには、動物実験の後、最終的にはヒトの実験が必要である（クスリの場合は「治験」という）。これには、倫理委員会の承認をえたり、文書による患者の同意をえたりする必要がある（「ヘルシンキ宣言」）。ところが、朝日新聞（二〇〇八年七月一一日）に、東京大学医科学研究所でこの約束を守らずに研究をすすめ（日本でも、二〇〇三年七月にできた国の指針に違反）、専門誌に論文まで発表している研究グループがあることが判明したというニュースがあった。急性骨髄性白血病の患者五人から採取された骨髄と末梢血を使用した研究だという。医科学研究所は謝罪したが、臨床研究に携わる医学者の倫理が問われる事件であった。

もう一つのシリアスな問題として、「延命治療中止」がある。人工呼吸器、血液浄化、栄養補給の発達で、死期が迫り、治療を続けても回復の見込みがない病人（時には、脳死と判定されたものを含む）が生き続ける。こうした場合、それでも患者を生き続けさせるのか。このことに関して最初に議論の火種をまいたのは、かの有名な「カレン事件」であった。アメリカ、ニュージャージー州でカレン・クインラン（Karen ANN Quinlan）が急性毒物中毒（睡眠剤とアルコールの飲酒）で意識を失ったのは一九七五年四月のことであったが、同年九月、父ジョセフが「カレンの死ぬ権利を認めてほしい」と人工呼吸器をはずすことを州の裁判所に持ち込んだ。一審ではこの訴えは認められなかったが、結局、州高等裁判所で「可」との判決が出て、一九七六年三月、カレンの身体から人工呼吸器ははずされたが、彼女はそのあと自力呼吸で生き続けて、一九八五年六月肺炎で死去。

このことは、死期が迫っている患者の延命治療を安易に中止することの意味を考え直すきっかけになったのである。殺人罪に問われかねないという不安が医療現場にひろがった。他方、「重い障害をもつひと」や「終末期の植物状態にあるひと」を介護・看病している家族などからは、こうした「弱い生命」が安易に切り捨てられる可能性を恐れて、反対を表明するものが多い。日本救急医学会が「指針」を策定したりしているが、家族の希望や病院の倫理委員会の承認で、すでに全国で「呼吸器はずし」などがおこなわれているという。たいていは、医師が殺人容疑で書類送検されることはあっても、ほとんどが不起訴になっている（『毎日新聞』東京、朝刊、二〇〇七年一二月二三日）。

参考文献

上林茂暢『先端医療』講談社現代新書、一九八九年。
加藤尚武『脳死・クローン・遺伝子治療』ＰＨＰ新書、一九九九年。
米林昌平『先端医療革命』中公新書、一九八八年。
宝月誠『薬害の社会学』世界思想社、一九八六年。
近藤誠『患者よ、がんと闘うな』文藝春秋、一九九六年。
藤田真一『お産革命』朝日新聞社、一九七九年。
立川昭二『病いと健康のあいだ』新潮選書、一九九一年。

用語解説

(1) EBM

「証拠にもとづいた医療」(Evidence Based Medicine)は当然のことなのに、なぜか最近、頻繁に耳にするようになった。医師個人の勘や経験だけに頼る医療では、現在の急激な医学の発展についていけないのではないか(卒後教育)。だが、本来、治療効果の判断(最善の治療が行なわれたのかどうか)は難しい。治癒は治療の結果なのか、それとも、自然の経過(自然治癒力)だったのか。病気と個体にはそれぞれ「個性」があって一般化が困難、さらにまた、プラシーボ効果はなかったのかなど。一九九〇年代以降、臨床の知見(文献など)を組織的に集めて、「良心的に、明確に、分別をもった最新の医学知見を用いる医療のあり方」が提唱された。この言葉が初めて医学文献に現われたのは一九九二年と最近のことである。カナダ、マクマスター大学の内科・疫学臨床のグループが提唱したといわれている。単に、治療法だけではなく、患者のコンプライアンス、患者と家族の意向・価値観、さらに倫理問題までも考慮に入れ、患者の特異性をよくみて、治療法をよく比較・検討したうえで、患者とともに治療を決定する患者主体の医療を実現することが目的で、インフォームド・コンセントやセカンド・オピニオンの概念とともに広く実践されるようになった。

(2) 人体実験

新しい医療技術が日常の治療で使われる前に、どうしても人体実験が欠かせない。世界医師会は、一九六四年、人権擁護の観点から、「臨床実験についての医師への勧告」に関する「ヘルシンキ宣言」を採択した。厳密な「インフォームド・コンセント」が医師に義務づけられている。生きた人間を医学の実験に使うというのはまさに悪魔的だが、「敵国人を人間と思わない」となれば、それも可能かもしれない。実際、第二次世界大戦時、ナチスや日本軍がおこなった人体実験（とくに有名なのが、満州第七三一部隊。一九三六年以降、約三千人の中国人やロシア人を生きたまま実験台として、毒ガスや細菌兵器の研究・製造に従事した）は、近代医学の汚点として語り継がれている。かつて、大学病院などでは治療費を無料にする代わりに、実験的な治療を受ける「学用患者」の存在もあった。コレラ菌の発見者ペッテンコファーは、培養したコレラ菌を自分で飲んだ（彼は、発病しなかった）。また、天然痘ワクチンの開発に貢献したイギリスの医学者ジェンナーは、天然痘よりはるかに軽い症状を示す牛痘（cowpox）を種痘に用いて開発した天然痘ワクチンを、一七九六年一八歳の少年に打った（偉人伝などに、自分の子供に、などと書かれているのは間違い）。

(3) メタボリック症候群

脳疾患、心疾患、糖尿病、がん、高血圧症などの生活習慣病は、まさに日ごろの食事、休養、運動、睡眠、ストレスなどをよく自己管理し、これを予防することが肝要である。そのさい、手軽に測定できる肥満度に目をつけて、内臓脂肪の量をみることにした。臍の上の胴回りを測って、男子では八五センチメートル以下を、女子では九〇センチメートル以下をＯＫとする基準を作ったのである。大阪、尼崎のある会社で、会社付きの保健師が、この基準をもとに社員の健康管理を指導したところ、成人病の発症が顕著に減少したことがヒントになって、政府の健康増進運動に採用されたという話を聞いたことがある。医療費増大が必至である現状を何とかしようと、予防に力をいれるようになって、二〇〇五年日本内科学会など内科系八学会がこれを疾患概念として登場させた。内臓脂肪型肥満を共通要因として、高血糖、高血圧、脂肪異常などを呈し、心疾患、脳血管疾患などの発生リスクを高めるとされる。

(4) 鳥インフルエンザ

動物、なかでも家禽の間で流行して、それが人間に感染する、あるいはさらにウイルスが変異して、ヒトからヒトへ感染するようになるのではないかと恐れられている。少し前、狂牛病（ウシ海綿状脳症BSE Bovine Spongiform Encephalopathy）が欧米で流行し、一九八〇—九五年に一五万頭の牛が駆除された（殺され、焼かれた）。病牛の肉や内臓を食べると、人間に（同様な）「クロイツフェルト・ヤコブ病」が移る可能性があるというので、今でも日本や韓国ではアメリカからの牛肉の輸入を厳しく管理している（年齢とか、部位とか）。鳥の新しいウイルス（とくに、H5N1型）は二〇〇三—〇五年にかけて、東アジア、東南アジアで猛威を振るい、約一億羽の鶏が淘汰された。WHOの統計によると、ウイルスを持つ鳥と濃厚な接触をもった場合などに人に伝染することがあるという。二〇〇三—〇九年までの累計で、確定症例数と死亡数は、国別で中国、三八と二五、インドネシア、一四一と一一五、ベトナム、一〇七と五二など、東南アジアに集中しているのがわかる。通常、鳥から人に感染することはないが、遺伝子の変異が早く、鳥から人へ、人から人への感染が起こる可能性が高いと心配されている。二〇〇九年には、豚インフルエンザが新型インフルエンザとして認定され、WHOがパンデミックと指定し、世界中に最大級の警告を発した。弱毒性とはいえ、ヒトに免疫がないので、この冬の大流行が懸念されている。［本書一四四頁参照］

(5) 生命倫理

かつて、「倫理学」（Ethics）という学問があり、主として、社会生活における人間関係のあるべき姿（規範や道徳）を研究した。研究対象は社会学と同じだが、社会学が科学（to be）であるのに対し、倫理学は道徳（have to be）である。医療は、基本的には、人間関係（医療者と被医療者）であるから、必然的に道徳問題をともなう。パターナリズム（家父長的制度）が社会関係の基礎をなしていたときには、医療における医師―患者関係もこのモデルに依拠していた。しかし、医療技術の高度化で生病老死への医療の介入が大きくなるにつれて、倫理的な問題も増え、その研究が広くおこなわれるようになった。患者個人が医療の主体になった（確かな情報をもち、自ら決断・実行し、その結果に責任をもつという）ということは、近代的な人間（自我）概念の急速なひろがりが背景にあろう。それにともなって、Bioethics（生命倫理）という研究分野も確立した。もともと医療現場では、日常生活の中では「傷害や殺人」に等しいような行為がおこなわれることがありうる。二〇〇四年一二月、福島県立大野病院で起こったケースでは、帝王切開中の妊婦が死亡したことで、二〇〇六年、担当医が業務上過失致死、及び医師法違反（異状死体届出義務違反）容疑で逮捕、刑事訴追された。二〇〇八年八月に無罪判決が出て、原告が上告しなかったため無罪が確定し、当該医師は復職したものの、ハイリスク医療に携わる医師たちを震撼させた。

第6章　病気と国境

――不可欠な人類全体での取り組み

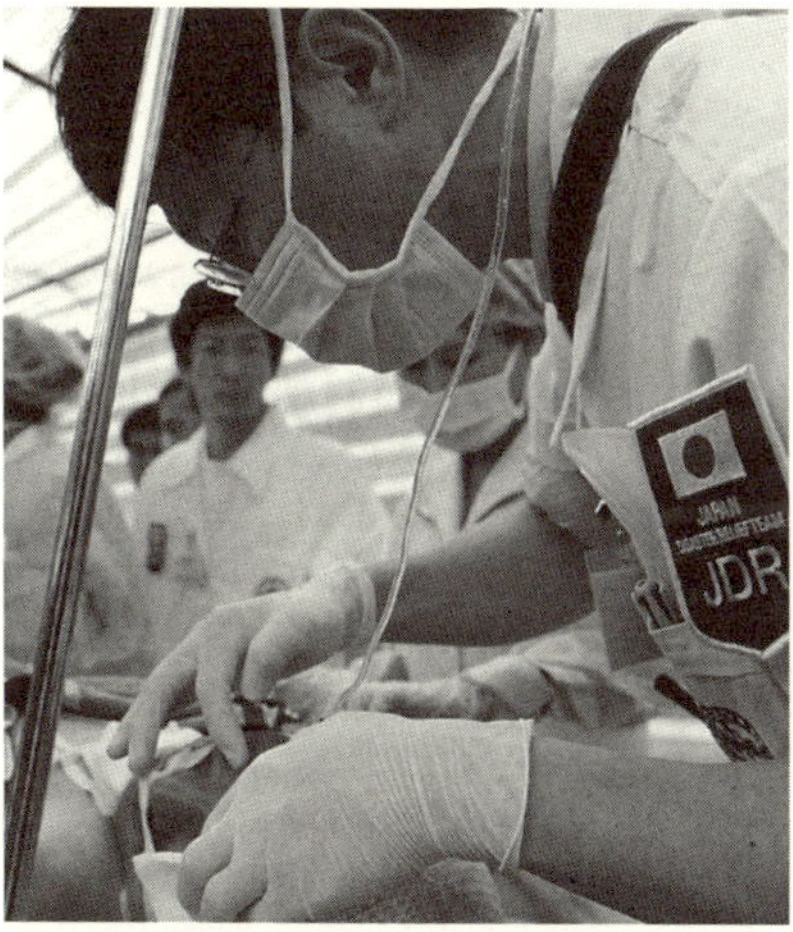

四川大地震
救急患者を診察する日本の国際救急援助隊医療チームの隊員（写真提供：共同通信社）

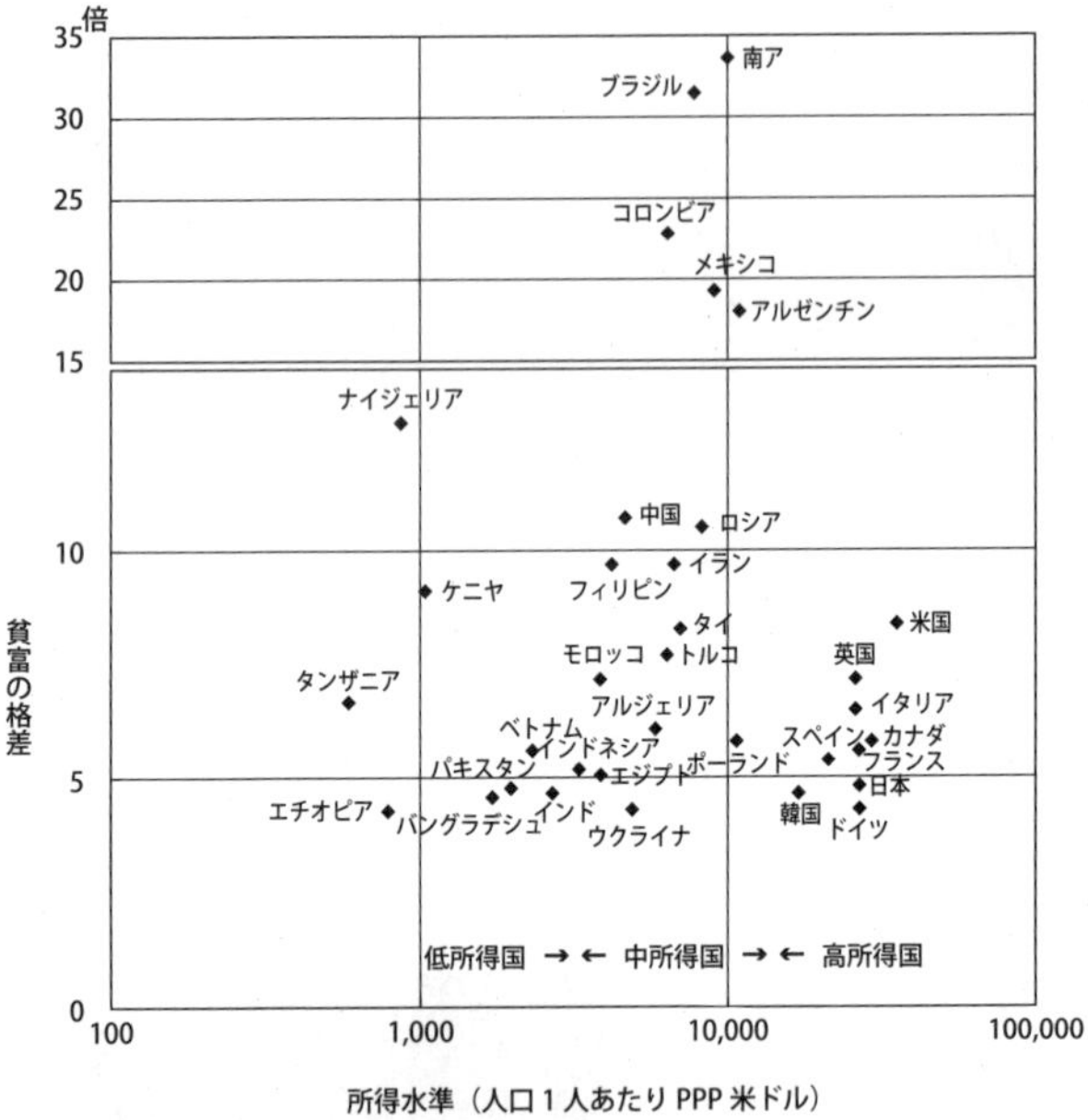

（注） ここで「貧富の格差」とは富裕層上位 20%の所得を貧困層下位 20%の所得で割った倍率であり、全く平等であれば、1 になる。先進国やラテンアメリカ以外の国は所得でなく消費で格差を測っている。所得水準や人口のデータは 2002 年であるが貧富格差は調査年が 1993〜2001 年にわたっている。日本は 1999 年総務省調査による算出結果（可処分所得ベース）を使用した。なお、貧富格差算出の元となっている家計調査は国により調査方法も調査対象も異なり厳密な比較には適さないという前提で見る必要がある。

（資料） UNDP. Human Development Report 2004.
総務省統計局「全国消費実態調査（1999 年）」

世界各国の貧富の格差（所得水準との相関）

出所：本川裕「社会実情データ図録」
http://www2.ttcn.ne.jp/honkawa/

1　目に余る世界の医療環境

合理主義と客観主義、すなわち理性（人知）をもって物事を冷静に、科学的に分析して、できればそれを人間の制御のもとに置くという近代科学（自然の克服）が、病気にも対応することになった。医学部では、人間の身体を一つの生物として観察・分析し、薬学部では身体の代謝・活動を化学によって解明することで新薬を開発しているのである。おかげで、（世界の一部では）事態の進展は著しく、病気の制御はきわめて成功しているように思われる。しかし、近代科学と人間の幸せとの関係がそうであったように、ここでも近代医学（それを基礎にした近代医療）は、光と影の二つの顔をもつことが、早晩、明らかになる。

自然を人間の支配下に置こうとした人間のおごり。量子力学というようなミクロな物理現象の解明が「原爆」を生み出し、それが良心のある人間の手元を離れて戦争の道具（武器）となり、未曾有の悲劇を起こすことになるという可能性がそうであるように、医療の場合でも、医学の進歩と技術の発展が思いもよらぬ結果を招く可能性は否定できない。ウイルスをやっつける新薬（抗生物質）が開発されて、特定の病気に画期的な効果があがったとしても、次の瞬間には、この薬物に打ち勝つ（耐性をもった）新種のウイルスが生まれてくるのである（人類の究極の天敵はウイルスかもしれない）。まるで、「もぐらたたき」の様相である。現在、人びとの関心（恐怖心）を惹いている「鳥インフルエンザ：H５N１型」。中国大陸や東南アジアで多発しているので、日本人もこころの休まる暇はない。テレビに映らないと「事実」が捉えられない今日の情報社会では、鶏の間でこれが感染して、万の単位で鶏が「処分されている」現実が、最近では、この感染症が鳥から人間に感染して、死者が出て初めて報道されたりするので、これがもっと日常的な危険であることが感じられていない。しかも、渡り鳥がこのインフルエンザ・ウイルスを運んでくるらしいとなれば、水際作戦（検疫）でこれを止めることはそもそもできない相談である。今、恐れられていることは、このウイルスが「鳥から人へ」、そしてそれが「人から人へ」と感染するように変異していくことである。なにしろ、これがどのようなウイルスかも分からず、したがって有効な対策（予防接種や抗生物質）がないからである。もし感染が拡大すれば、それこそ万の大台で人類に犠牲者がでることになるという（パンデミック：pandemic）。

幸い、最近のWHOの統計によると、状況は少し落ち着いているようだ。鳥からひとへの感染は、よほど鳥との濃厚な接触がない限りはほとんどないというから、この背景には家禽類との「共生」の生活様式と関係があるかもしれない。よくTVなどで報道される東南アジアの農村風景。高床式（もちろん、すべてではない）の家屋の床下や周りに鶏や豚が放し飼いにされている。食べる時には、当然、人びとが殺し、解体し、料理するであろう。スーパーで処理された鶏肉を買っている日本の消費者とは、基本的に家畜との接触の仕方が異なるのだ。二〇〇三年、ベトナムと中国で、前者三ケース、後者一ケースの人への感染が確認された（H5N1型）。死亡率は一〇〇％であった。その後、インドネシア、エジプト、タイと広がり、ピーク時の二〇〇六年には、一一五の感染で七九人が死亡した（死亡率：六八・七％）。二〇〇九年では、エジプト、中国、タイで、合計一八の感染が確認されているが、死亡率は三・三％であり、二〇〇三―二〇〇九年の累積では、感染ケース四一三、死者二五六人（死亡率：約六二％）であった（Cumulative Number of Confirmed Human Cases of Avian Influenza A/ H5N1 Reported to WHO 30 March 2009）。

さらに、貧困による劣悪な衛生環境や慢性的な食料不足で、いまだに（古典的な）感染症にさらされている社会はいうにおよばず、多くの感染症をおさえこんだと思っていた日本でも、新種のウイルスはもちろん、結核やはしか（麻疹）が首をもたげている。二〇〇七年には麻疹《はしか》が若者を中心に流行し、各地で高校や大学が休校になった。伝染力の強い、急性発疹性のウイルスによる感染症だが、発病までに潜在期間が二週間あり、その間に空気感染・飛沫感染で感染者を拡大する。一歳と小学校入学前にワクチンの定期接種を受けるのだが、何らかの理由でこの定期ワクチン接種を受けなかったものが流行を引き起こしたと考えられている。海外で感染したものもいるかもしれない。だが、そうはいっても、世界の貧困層はＡＩＤＳなどの新しい病気の蔓延にくわえて、昔からの感染症の脅威に脅かされていることを忘れられてはならない。その背景には、貧困や飢餓というような前近代的な公衆衛生環境が存在する。さらに無知や独裁など、人びとの教育や暮らしに対してまったく政策的手段を発揮できない政治体制の問題も無視できないのである。これをみかねて、ＷＨＯや多くのＮＰＯが活躍している。赤十字や世界医師会も地球的な医療の問題に取り組んできた。もちろん、各国政府も行動を起こさねばならない。しかし、こうした諸団体の取り組みにもかかわらず、世界の医療状況が急速に改善されたという兆しはない。

2　保健・食料・災害救助は世界的視点で考える

「世界リスク社会論」という議論がある。リスクというのは、もともとは賭けの理論から生まれたというが、それは人間の決断（行為）とむすびついて解釈されている。「ハイリスク・ハイリターン」というのは「投資」という人間の決断と行為にかかわっている。何か偶然に危ないことに出会うのは、ただの「危険」である。一見自然現象にみえても、リスクは人災なのである。そう考えると、われわれは医療がすぐれて人為であること、したがって医療のリスクは人為の所産だと気がつく。交通・通信の発達で地球がますます小さくなっていくなか、医療にかかわるリスクもグローバル化し始めている。二〇〇八年七月に開催された洞爺湖サミット（北海道）、その主要な議題は地球温暖化、さらに食料とエネルギー、そしてアフリカ支援であったと聞く。世界の衆智を集め、協力していかなければ解決できない問題が山積しているのである。

地球の温暖化は、当初、世界の氷が解けて海水面が上昇するので、それで水没する地域や都市が出てくるのが困ったことだというぐらいの認識だった。それが、地球全体の気候条件を変え、食料やエネルギーの供給に大きな影響を与えるということが分かってきた。地球を取り巻く「水の循環」が変化すると、それだけで地球の生態系は大きな危機にさらされることになる。人間が住み続けられる環境が維持できるのか。もともとは、化石燃料を掘り出して、これを地上で燃やすことで排出される二酸化炭素などが地球温暖化の原因である。しかし、このエネルギーがなければ、産業革命とその後の工業化・経済発展はありえなかったのである。

中国から輸入された冷凍餃子の中毒事件（二〇〇八年）以降、国民・消費者の食への関心が増大している。だが、国内における産地偽装などで、一体われわれはなにを食べさせられているのかが分からなくなってしまった。そこで、人びとは「日本製」にこだわった。とはいえ、たとえば大豆。食料の自給率が三八％、大豆にいたっては九〇％以上を海外に依存しているこの国で、国産の大豆や大豆製品（豆腐など）がスーパーでどのくらい手にはいるのか。「国産大豆使用」と書かれている大豆製品は本当に大丈夫か。食の安全は健康に直接関係しているので、将来の「量の確保」の問題はさておくとしても、いまわれわれが口に入れているもの安全性はどう保障されるのか。

「世界の農場」アメリカでおこなわれている農業革命の一つは、遺伝子操作によって作られた食品（GMF：Genetically Modified Food）の拡大である。かつて、カリフォルニアで食べたトマトがたいへん硬かったことを覚えている。なにしろ、カリフォルニアではトマトの収穫は機械でおこなわれる。だから、そこで栽培されるトマトはすこし力をかければつぶれるようではだめだ。だから、遺伝子を操作して、皮の硬いトマトを作っていたのである。害虫に強い、収穫量が大きいなど、人間の必要に応じて特殊な野菜を作るのである。大豆しかり、とうもろこししかり、小麦しかり。家畜でも相当程度この技術を駆使して生産がおこなわれている。それらを食べたときの人間の健康がどうなるかは分からないままに。

人口が十億人を超えるような中国やインド、さらにいわゆる発展途上国が一気に産業革命の時代に突入した。そこから、エネルギーや食料の大量消費が始まったのだ。石油や天然ガスが産出されるところでは、これをテコに経済発展を始めた。新生ロシアもそうだ。こうして、地球全体の生態環境が「医療」の前に立ちはだかっている。病気や医療の範疇を超えて、人間の存在条件としての食料、エネルギー、水の確保が二一世紀の人類の課題だという。「食べるものがない」「飲む水がない」という状況は、直接、人類を死に追いやる。もはや、医療だけの問題ではなさそうだ。

3　国境を越える医療の必要性

グローバル化（globalization）が最初に問題になったのは、それが「市場経済の世界化」であったことである。「華やかなワールドカップのサッカーボールを作っている貧しいバングラデシュの少年」というイメージである。先進国による「労働の搾取」。日本でも、生産拠点を賃金の安い中国（やアジアの貧しい国）に移す企業が増えて、製造業の空洞化が問題になった。最近では、中国が豊かになり賃金があがったので、今度はベトナムだという。金融の世界でも、国籍不明の資金が投機的に穀物や石油の先物市場に流れて、とうもろこしや石油の値段を高騰させている。「Money knows no geography.」といわれるゆえんである。最近では、情報もそうだが、病気も国境を無視する。だから、当然、医療も国境を越えなければならなくなる。「世界医療」（Cosmopolitan Medicine）の誕生である。

世界保健機構（ＷＨＯ）という国連の機関があることはよく知られている。一九四八年に設立され、本部はスイスのジュネーブにあって、一九二カ国が加盟している。「健康を人間の基本的人権の一つ」とし、それを達成することを目的としている。具体的には、健康・公衆衛生にかんする世界中の情報を収集したり、また疾病の国際基準など作ったりするほか、多国間協力、災害対策、感染症対策などを世界的な視点、世界的な規模でおこなう。まさに、国際医療の総本部である。毎年四月七日は「世界保健デー」で、各地で催し物が開かれるが、今年（二〇〇八年）は日本でも、神戸でシンポジウムが開催され、「気候変動の健康への影響」が議題にされたという。毎年発表される『世界健康報告』も、地球的規模で人類の健康・環境衛生の現状を知るうえでは重要な資料である。最新の二〇〇六年版によれば、加盟国一九二カ国の（男女総合）平均寿命が報告されているが（二〇〇四年現在）、日本は、モナコ、サンマリノとならんで第一位、平均寿命は八二歳、最下位のジンバブエでは三六歳であった。

ＮＰＯの医療集団で有名な「国境なき医師団」も世界医療の担い手である。医療活動が国境を超えるのは、いうまでもなく病気や傷害が国境を超えるからである。

かつて、ヨーロッパ中世を崩壊させたとまでいわれる「ペストの大流行」があった。一四世紀中葉、ペストは黒死病とよばれ、その大流行で三千万人近くの死者がでた。その当時の「世界的な広がり」から、パンデミックという言葉が生まれているが、かりに現在、鳥インフルエンザや豚インフルエンザのようなものが国境を越えて広がれば、まさにそれは「現代のパンデミック」と呼ぶべきものとなろう。実際、後者は「新型インフルエンザ」と呼ばれて、WHOによって「パンデミック」と判定されている（二〇〇九年六月現在）。科学史家の村上陽一郎によれば、この当時、大文明圏では、都市の発達やヒトの移動（十字軍など）、それに気候変動や大地震が環境変化として観察されるという。なにか、現代の世界によく似た現象ではないか。どこが発生源か、なにが、どのようにペストを媒介するのか、その感染ルートは特定できるのか。病態は、腫脹、高熱、苦痛、発病して三―五日で亡くなるので、医師も打つ手はなかった。現在の医学知識では、まったく問題のない説明が可能なものが、当時は宗教的（魔術的）な解釈や迷信が入り込んで、神学論争の趣を呈するまでになり、社会は大混乱におちいった。この点では、近代医学に感謝すべきというべきか。

ちなみに、ペストは、腸内細菌に属するペスト菌が原因で、腺ペストと肺ペストがある。ともにネズミに寄生する蚤などに吸血されるときに感染するのが前者、患者の咳や痰のなどの飛翔で感染するのが後者。リンパ節の腫れや痛み、皮膚の出欠斑や高熱がともなう。感染初期であれば、テトラサイクリンやストレプトマイシンなどの抗生物質で治療することができる。まだ、地球上から完全に抹殺されたわけではないが、多分、細菌やウイルスのいない地球は存在不可能であろうから、彼らは今でも「出番」を待って、どこかでひっそりと暮らしている可能性がある。チャンスを見つけると、素早い変異で人間の抵抗を打ち破り、世界の食物連鎖の頂点に立つ人類を攻撃するのである。

4　地球環境問題という妖怪がさまよう

個人の健康（維持）に自己責任が強調されるようになったが、地球環境についても人類の自己責任説が強く主張されるようになっている。二酸化炭素などの増加による地球温暖化やオゾン層の縮小、工業廃液の垂れ流しによる河川、湖、海の汚染、生態系のバランスを壊してしまうような食資源の乱獲、たしかに、人類はこのようにして自分の首を絞めているのかもしれない。気候変動は、すでにみたように、身近にその悪い兆候を示しているようにも思われる。洪水や干ばつ、地震や台風は、被害をもたらすたびに人災の側面をみせる。北極の氷やアマゾンの熱帯林が急激に減少していることは、人工衛星からの写真などで明らかである。氷が溶けるのは気温が高くなったからだ。熱帯林の減少は二酸化炭素を吸収する地球の能力が落ちることを意味している。あるいは、地球の気温が上昇すると、北半球が少しずつ暖かくなるので、それまでマラリア（主として熱帯・亜熱帯の病気）を媒介していたハマダラカ属の蚊の生息圏が北に上昇する。この病気は、マラリア原虫をもつ蚊に吸血されることで感染するが、潜伏期が二—四週間ある。今でも、世界百カ国以上で流行しており（だから、短期の旅行で帰国すると発症が分からないこともある）、WHOの推計では、全世界で一年間に三—五億人の患者が発生し、一五〇—二七〇万人が犠牲になっているという重要な感染症である。（蚊に刺されないように）蚊帳を張るだけで、かなりの程度感染を予防することができるというが、その蚊帳さえ手に入らないというのが、世界の貧困地帯での現状だ。

医療社会学をどこまで拡大すべきなのかという疑問も残るが、「国際医療社会学」が国際経済や国際政治と同じように、国際的な規模と視点で医療問題を扱うべきであることは明らかである。食料やエネルギー問題は、最終的には「人類の安全保障」にかかわるからだ。衣食住が一定水準を割ると、ヒトは生きていくことができないが、この水準に著しい格差が存在するのが現状である。これによって、疾病の発生に大きな地域差が生まれている。ＡＩＤＳ（後天性免疫不全症候群）は、知識の不足とも関係するが、発症を抑える医薬品の製造や配分にも関係している。若者を中心に世界中で感染が広がっているが（その数約四千万人）、その原因はＨＩＶ（Human Immunodeficiency Virus：ヒト免疫不全ウイルス）であり、性交や（麻薬での）注射針で感染する（日本では、血液製剤で感染・発病したひともいる：薬害エイズ被害者）。とくに、一九九〇年以降、ＨＩＶに感染してもクスリで発病を抑えることができるようになった。しかし、サハラ以南のアフリカでは、貧困によりクスリを手にするひとは少なく、ＨＩＶ感染者の六三％、死亡者の三四％がここに集中している。一般的にいえば、エイズの感染者・患者の九割が発展途上国に住んでいるのに、世界全体での広義の医療コストでいえば、途上国の人びとの予防には一四％、治療には六％、研究には五％と、いかにも医療資源配分の世界格差を反映している現状である。

高齢化社会が、発展途上国の中国などでも始まっている。「一人っ子政策」と重なって高齢者を支える若年人口が伸びていない。高齢者が多くの医療費を必要とするのはどこの国でも同じである。社会資源のどこまでを高齢者の医療費にまわすか。日本でも四苦八苦の状況は、世界でも同じであろう。ＷＨＯの健康の定義は非常に厳格で、「たんに病気や病弱がないだけではなく、完全な肉体的、精神的及び社会的福祉の状態」を指すという（ＷＨＯ憲章前文）。もちろん、これでは多くの生活習慣病と「共存」している若年高齢者（仕事に携わっているひとも多い）も健康とは言えないわけだ。加えて、一九九八年の第一〇一回ＷＨＯ執行理事会で、「spiritual」という言葉の追加が議論された。提案したのは、回教圏の国々だったという。健康であるためには、ある種の「宗教心」（こころの安定感）が必要であるという。実は、それまでSpiritualityを論じることは、国際的にはタブーであった。「文化と医療」の問題は別に論じるが、医療のグローバル化を語るとき、そこに民主主義や市場原理のような普遍的価値を共有することができるかどうか、こうした問題も避けて通るわけにはいくまい。ストレス社会といわれ、多くの疾病が現代人のストレスが原因だとされる現代社会では、精神安定剤（この使用法や組み合わせも、きわめて難しい）ではなく、（宗教にもとづく）心の安らぎや安定感を積極的に「健康」の定義に取り入れようという試みであった。金儲け主義のインチキ宗教は困るが、医療が哲学や原則を欠いている今、新しい「病気の解釈学」が希求されるのは当然であろう。

5　文化によって異なる医療の在り方

友人の歯科医はもっぱら口の中（口腔）の歯の専門家だが、東洋医学的な視点をもっていて、歯も身体全体との関係のなかで扱われなければならないという。そういえば、最近、歯科医師も一般の医師と同格にし、「口腔科」、あるいは「口腔外科」の専門医とするという考え方が出て来ている。当初は、麻酔科の医師不足で、それではこの領域で専門的な歯科医師の支援をお願いしたらどうかというような議論があった。周知のとおり、近代西洋医学は分析理性のうえに築かれたが、他方、漢方は総合的理性の産物である。明治以来、日本ではそれまで蘭法、あるいは洋法とよばれていた西洋医学をとりいれて医療体制を整備したので、漢方医学は最近まで肩身の狭い思いをしてきた。薬物療法（漢方薬）が中心だが、針灸などの用手療法もある。局所的な病変に着目するのではなく、あくまでも全身の調和的な安定を重視する。クスリも生薬（自然界に存在するもの）で人工的に合成した化学物質ではない。抗生物質は、化学的に合成されたものもあるが、もとはといえば、微生物が産出した物質であるから、発想は漢方的だ。微生物、そのほか生活細胞の発育、その他の諸機能を阻止する。インドには、伝統的な医学体系であるアーユルヴェーダやヨーガ、カイロプラティックや指圧、マッサージなどがある。こうした医療（代替医療）への関心は、近代医療技術の最先端を誇るアメリカで一九九〇年代に著しく増大した。それも、教育水準や年収が平均より高い人びとによってである。成人の四二・一％の人びとが何らかの代替医療を受けているという（蒲原聖可）。そこで、アメリカ政府はこれを科学的に研究し、その有効性を確かめて（証拠をみつける）、疾病の予防政策や診療内容に反映させようとしている。

医療をめぐるもう一つの興味ある話題は、病気の定義、特定の病気に関する文化的意味づけである。最近では、がんとＡＩＤＳ、あるいはアルツハイマー、うつ病、痛み（の制御）などが現代を象徴する病気として語られている（Morris, D. B. *Illness and Culture in the Postmodern Age.* Berkeley: University of California Press 1998）。すこし前までは、がんと聞くと「死」が連想された。原因が外から入ってくる（細菌やウイルス）のではなく、いわば内乱の形でがん細胞が暴発するという点で、これまでの病気（たとえば、結核）とはまるで違う。しかも、特定の臓器にとりつくのではなく、身体中を移動して病害を広げていく。また、アルツハイマーは、静かに、しかし確実に（近代個人主義の土台になっている）個人の人格を崩壊させていく、現代人にとってはとくに恐ろしい病だ。うつ病も、現代人の生活・労働環境と密接に関わっている。加えて、「痛みは制御されなければならない」というので、ペインクリニックが一九六〇年以降急増したという。もともと、痛みはシンプトン（症状）であって、病気ではない。しかし、今では、がんの末期治療としてモルヒネなどを使って「治療」される。こうした病気は、現代社会特有の象徴的現象として語られるのである。

病気は常に、悪魔や罪、懲罰や復讐などと関連づけられて理解されてきた。社会的に定義され、レッテルがはられ、差別や偏見の対象とされた。ほとんど感染しないレプラ（らい病）が、「伝染性の不治の病」とされて、忌み嫌われてきた歴史は二千年とも三千年ともいわれる。治療薬がないうえ、全身に広がる潰瘍性の傷害は、悪臭を放ちながら肉体を蝕み、変形させていったので、外見からも「恐ろしい」という印象を与えたであろう。日本でも、一九〇七年から一九九六年まで約九〇年間、患者は強制的に隔離され、子供をつくることは許されなかった。ノルウェーのアルマウェル・ハンセンが「らい菌」を発見（一八七三年）、特効薬プロミンが使われるようになり（一九四一年、アメリカ）、支援団体や患者運動の力も大きくなった結果、一九九六年に「らい予防法」が廃止され、厚生大臣が患者団体に謝罪して、この不幸な出来事に終止符が打たれたものの、今でも隔離所を出て普通の暮らしをするものは多くない。「らい予防法」廃止以降は、「らい病」は差別語として使われなくなり、らい菌を発見したノルウェーのハンセンにちなんで「ハンセン病」と呼ばれることになった。この病気は、抗酸菌の一種である「らい菌」が末梢神経細胞内に寄生することによっておこる感染症であるが、その伝染力はきわめて弱い。現在、世界での年間ハンセン病新規患者数は約二五万人、日本では〇《ゼロ》から一人程度である。

ただ、こうした病気の機構（メカニズム）が十分わからない状況では、病気についての「神話」が作り出され、人びとを偏見や差別へといざなう。少し前のエイズやがんは、現代版の「神話」を形成したが、病気の原因や治療法が明確になるにつれて、人びとは啓蒙されていった。

6　殺しあう人類の悲劇は続く

人命の救済を第一義とする医療にとって、意図的に人命を破壊する人間同士の殺し合いや死刑問題は、大きな挑戦である。何時間もかけて命を一つ救う大手術にたいして、戦争の暴力（原爆など）は、一瞬にして何万もの命を奪う。近代戦争では、武器の殺傷力が飛躍的に向上し、そのうえ無差別な空襲や地上戦で民間人が巻き込まれて死ぬことが多くなった。第二次世界大戦では、死者の数は四千万から六千万人といわれているが、その多くは兵士ではなかった（ちなみに、日本人の戦死者は、約三一〇万人）。一九世紀以降、戦争による犠牲者を保護・救済する目的で赤十字運動が起こり、一連の改良を経て、一九四九年に「ジュネーブ条約」（国際人道法）が完成するが、これにより戦争捕虜の扱いなどが人道的になったという。しかし、戦争にルールをつくるという発想はいかにも人間的だ。そんなルールの前に、殺し合いをやめる方途をみつけだすべきであった。

殺し合いが、内戦やゲリラ戦の様相を呈すると、国際法的な性格をもつ戦争のルールは働かなくなる。宗教的対立、人種対立、領土問題、資源問題などで紛争の火種は世界中でくすぶっている。アフリカでは、学校へ行くはずの子供たちが銃を担いで戦争に行く。クラスター爆弾や対人地雷で身体障がい者になってしまう人たちは、毎日世界中で増えているし、「生命の意味」を見失ってしまった人たちが、無感動に人殺しをする。しかし、ひとは日常性に戻る。戦争、とくに殺傷力の優れた兵器を使う近代戦では、大量のひとが無残に死ぬ。それを目の当たりで体験をすることで、戦線からの離脱を試みたり、兵役を離れた後の生活に心的な傷害をもつものが現れたりするのは当然である。そこで、「戦争神経症」なる病気が問題になるようになった。帰還兵の精神的・心理的な手当てはもちろんのこと、新兵の訓練でも「敵を平気で殺せる」兵士の育成のためのカリキュラムが考え出され、実行されるのである。射撃訓練で、昔は抽象的な「的」を撃っていたのが、より具体的に人間の形をした標的に変えるとか、とにかく「ひとを殺せる」兵士を養成しなければならない。ここまで医療が関わるべきなのか、という疑問もありえよう。けれども、医療の精神に逆行するこの社会現象を医療はただ手をこまねいてみているだけでよいのだろうか。もちろん、戦争には軍医や衛生兵、さらに従軍看護婦などから編成される医療集団がかならず同行したものである。医療集団は、医療の人道的見地から、敵兵の病気や傷害をも治療したであろう。「クリミア戦争」（一八五四―五六年）に、シスター四名、職業看護婦一四名を連れて従軍したフローレンス・ナイチンゲールが、戦争を契機に看護教育の発展に貢献したのは皮肉なことではあった。

かつて医療は、工業化・都市化にともなう公衆衛生環境に病気の原因をみつけ、これを改善することで感染症の激減を可能にした。地球温暖化による気候変動で人類の生活環境が人びとの健康を危うくするとき、戦争やテロで人類の生存環境が脅かされているとき、医療者になにができるか。

一九四七年九月、二七カ国が参加して、フランスのパリで世界医師会が設立された。医学教育や医学・医術の国際水準を高めるほかに、「世界のすべての人びとを対象としたヘルスケアの実現に努めながら人類に奉仕する」とある。日本医師会も、一九五一年の第五回ストックホルム総会で加盟をはたした。しかし、最近の活動をみていても、タバコの害については世界的な問題と意識しているが、人類の「殺し合い」については、とくに感受性が高いとはいえない。政治から一定の距離をおいている「専門家」集団であるからかもしれない。それとも、こうした問題は自分たちの力がおよぶ範囲にはないと考えているのであろうか。WHOとくらべてもその運動は控えめであるように思われる。

NPOで、実際に赤十字の医療支援に参加した（一九六八―七〇年、ビアフラ）フランス人の医師が一九七一年に創設した「国境なき医師団」は、紛争地域の殺戮に各国政府や赤十字が中立や沈黙を守ることをよしとせず、議論の喚起を意図した集団である。もちろん、主たる活動は貧困地帯、紛争地帯における医療活動であり、年間四七〇〇人の医療スタッフが世界各地七〇カ国で活動している。

ジャーナリストを連れて行き、現地の悲惨さを報道させるとともに各国政府や国連にたいして告発をするという「証言活動」を重視している。「すべての人が医療を受ける権利があり、医療の必要性は国境よりも重要だ」と主張する。

人類は極めて自己矛盾に満ちた存在である。医療の現場ではあれだけ「人命の尊重」を主張するのに、いったん戦争となれば、元気で生きている人間を大量にたたき殺す。戦争だけではない。ジェノサイド（民族などの組織的大虐殺：genocide）など、偏見や先入観をともなった人命軽視もある。ナチスは六〇〇万人ともいわれる数のユダヤ人を虐殺した。第二次世界大戦以降でも、カンボジア、旧ユーゴスラビア、アンゴラ、エチオピアなどで、恐怖政治や民族紛争で大量虐殺が起こっている。さすがに、国際社会もこれを看過することができず、「人道に対する罪」で責任者をとらえ、国際法廷（国際司法裁判所、オランダのハーグに本部がある国際連合の司法機関）で裁くという措置が取られるようになった。医療は、こうした現実にどう対処すればよいのだろうか。

参考文献

池上直己・キャンベルJ・C『日本の医療』中公新書、一九九六年。
砂原茂一『意思と患者と病院と』岩波新書、一九八三年。
リン・ペイヤー『医療と文化』世界思想社、一九九九年。
ギイ・カーロ『問題の医療』紀伊国屋書店、一九八二年。
A・V・キャンベル『医の倫理』紀伊国屋書店、一九七八年。
山井和則『世界の高齢者福祉』岩波新書、一九九一年。
「超高齢化社会」『現代思想六』青土社、二〇〇二年。

用語解説

(1) 国際医療社会学

かつて国際化（internationalization）と呼ばれていたものが、現在ではグローバル化（globalization）と呼ばれるようになった。国単位の交流を超えて、ヒト、モノ、カネ、情報、病気（細菌やウイルス）までもが地球全体に広がっていく。地球温暖化（それによる、気候変動、生態系の変化など）もその一例であろう。そうなれば、これに対処する防衛システムも地球規模に成長しなければならない。そこで生まれたのが、「コスモポリタン医療」（Cosmopolitan Medicine）という概念である。残念ながらその成果はいまだ限定的ではあるが、「世界保健機構」（WHO World Health Organization）が活躍している。加えて、各国政府や多様なNGOが災害時などに国境を越えて動いているが、相手政府の許可や要請が必要など、いまだ国民国家の枠組みは固い。とくに、世界の一部では現実である、人権無視（児童労働や少女買春など）や大災害における貧弱な政府の対応、戦争の悲惨などは、世界規模の組織的な医療体系の構築を要請しているが、現実の医療格差是正はほとんど手つかずの状態であるといってよかろう。

(2) パンデミック

エピデミック（epidemic）は広い範囲に広がる伝染病（an epidemic disease）、あるいは風土病をさしたが、地球が小さくなって、以前は国単位で語っていたことが、今では地球単位で語らなければならなくなった。パンデミック（pandemic）は、こうした伝染性の病気が大規模に（地球規模で）流行するときに使われる言葉であり、グローバル化の現在と密接に関連している。ヒトやモノの往来の拡大によって新種のウイルスや細菌が世界的に広がる可能性は、ＡＩＤＳ

や鳥インフルエンザで証明されている。感染病の発生時における、第一の処置は患者の隔離であるが、人権の問題や設備の問題で課題も多い。二〇世紀に流行したものでは、一九一八年のスペイン風邪。ウイルスはH1N1型でわずか四カ月で世界中に感染。死者は四千万から一億人。さらに、一九五七年のアジア風邪（H3N2型）、一九六八年の香港風邪（H3N2型）。いずれも、百万単位で死者がでている。そして今、高病原性鳥インフルエンザ（H5N1型）や豚インフルエンザ（新型インフルエンザと改名：H1N1型）の大流行が心配されているのである。

(3) 院内感染

病院の中で起こる感染のこと。とくに、免疫機能が落ちている高齢者や病人がかかりやすい。なにしろ、病院というところは病気の患者が集められているところだから、「病気の巣」である。だが、主たる原因は意外なところにある。「薬漬け医療」。とくに、抗生物質の乱用が「耐性」をもった「菌」（例：MRSA＝メチシリン耐性黄色ブドウ球菌）を増殖させる。かつては、ペニシリンがよく効いたが、これが多量に使われた結果、耐性菌が出現したのである。そこで、これに効くメシチリンという抗生物質が開発された。しかし、すぐまたこれに抵抗力をもつ黄色ブドウ球菌が現れた。これが、MRSAである。おもに、手や衣類で直接接触することで感染するので、人間関係と密接に関連する。また、家畜の餌に混ぜた抗生物質が耐性菌をつくって、それがヒトに感染することもある。本来人間と共生していた細菌が「薬剤耐性」を獲得して、人間を襲うというのが基本的構図である（藤田紘一郎、寄生虫とアレルギー反応との関係を研究して有名）。

(4) 国境なき医師団

すべてのものが国境を越えて移動するという時代になったにもかかわらず（WHOのような国際機関も

ある)、「医は仁術」の実践は、世界的にはほぼ皆無という状態であるといっても過言ではない。一九九九年度のノーベル平和賞を与えられたこのボランティア集団(「国境なき医師団」)は、机のうえで、冷房の効いた部屋で「世界の医療」(その悲惨)を語るのではなく、実践的な医療行動と現場からの「生の呼びかけ」によって、世界の医療水準を上げようという人道的実践が、その真骨頂である。一九七一年、パリで設立。緊急医療活動が主目的である。日本支部は一九九二年に設立され、二〇〇二年に国税庁から認定NGO法人(認定特定非営利活動法人)として認定された。予算は二三億円強、そのほとんどが個人の寄付でまかなわれている。憲章の冒頭に、「国境なき医師団は苦境にある人びと、天災、人災、武力紛争の被災者に対し、人種、宗教、信条、政治的な関わりを超えて差別することなく援助を提供する」とある。しかし、国内でさまざまな医療問題を抱える国民国家中心の体制では、その活動にも限界があるようだ。

(5) 世界医師会

医師会は、医師の職能団体(NGO組織)であり、市町村に始まって、都道府県、国、そして世界に広がっているが、その頂点にあるのが世界医師会である。専門家集団としては、医師の利益を守るとともに、その社会的使命を達成するため、医療の質を向上させるとともに、職業倫理を徹底して、人類の奉仕に寄与するのが目的。一九四七年設立、現在加盟国(医師会)八九、日本は一九五一年に加盟した。その後、日本から二人の会長を輩出し、一九七五年と二〇〇四年に日本で総会を開催した。前者(第二九回)のメインテーマは「医療資源の開発と配分」、後者(第六二回)では、「先端医療と医の倫理」であった。世界医師会は、すでに早く一九四八年に(ヒポクラテスの誓いを彷彿させる)「ジュネーブ宣言」をだしたが、その中に「私は、人類の奉仕に自分の人生を捧げることを厳粛に誓う」「私は、患者の健康を私の第一の関心事とする」など、さらに一九六四年には、ヒトを対象とする医学研究の倫理的原則として「ヘルシンキ宣言」を公にしている。

第7章　死ねない身体

――慢性疾患時代の医療

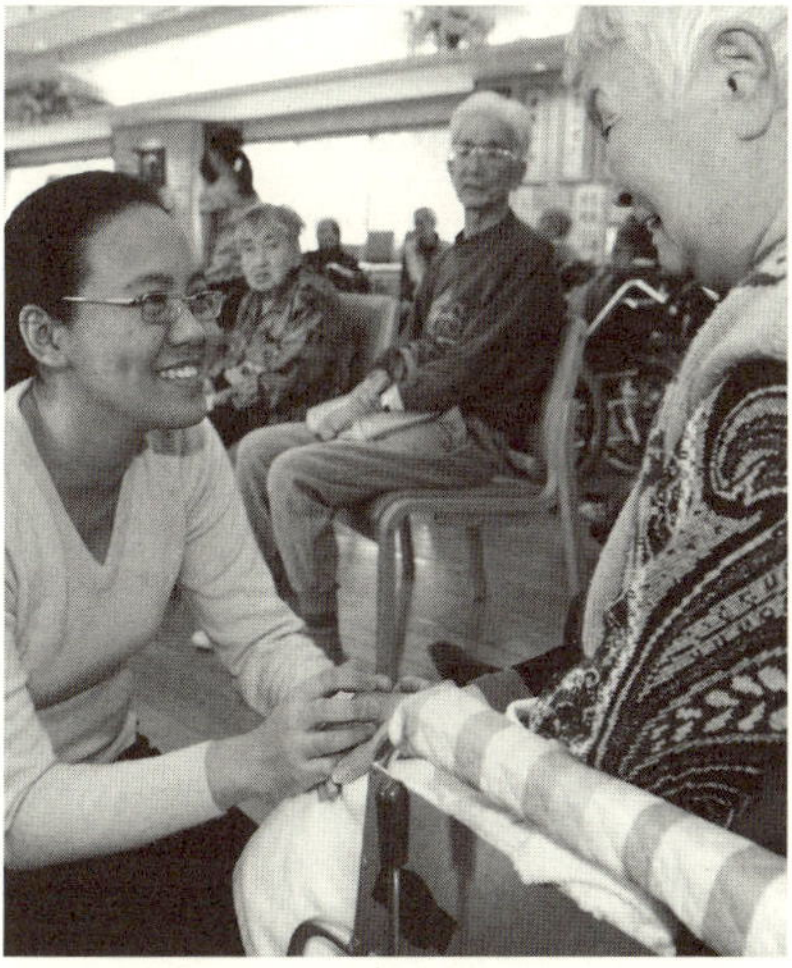

初の外国人介護職が就労（写真提供：共同通信社）

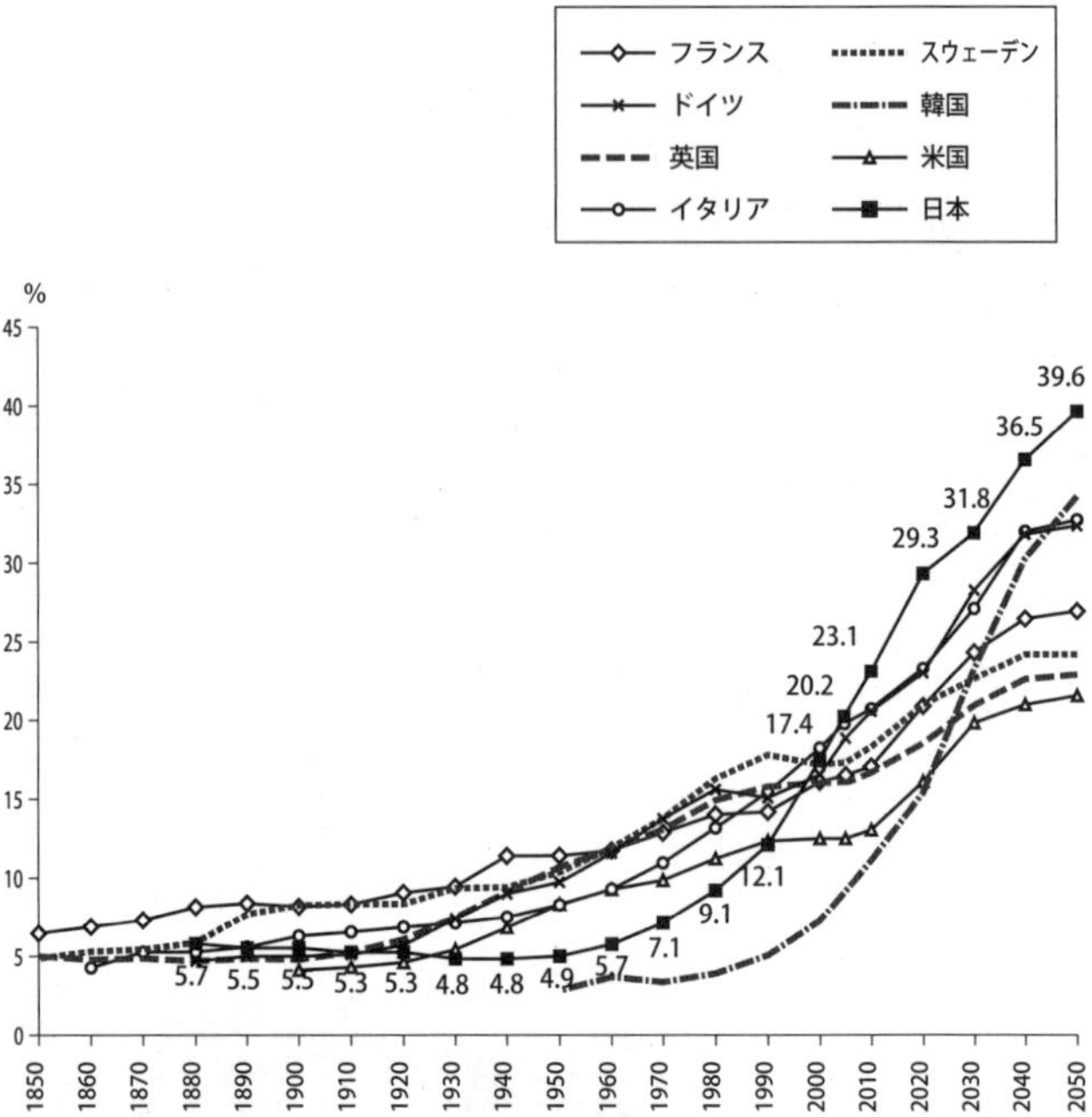

（注）　65歳以上人口比率。1940年以前は国により年次に前後あり。ドイツは全ドイツ。
日本は1950年以降国調ベース（2005年までは実績値）。諸外国は国連資料による。
日本推計は「日本の将来推計人口（平成18年12月推計、出生中位（死亡中位）推計値）
（資料）国立社会保障・人口問題研究所「人口資料集2009」、国連"2008年改訂国連推計"

主要国における人口高齢化率の長期推移・将来推計

出所：本川裕「社会実情データ図録」
http://www2.ttcn.ne.jp/honkawa/

1 高齢社会化が進む日本と世界

目を現代医療に戻して、その問題点を明らかにしておこう。現代医療が岐路に立っているというひとが多い。その意味はなにか、それが問題である。現代人を取り巻く生活環境、労働環境、衛生環境、技術環境などが大きく変わって、病気の性質や治療の方法がまったく新しくなり始めている。それでいて、人間はヒトとして、基本的には大変化・大進化を遂げたわけではない。ただ、幼児死亡率の低下や衛生環境の改善、さらに医療技術の進歩で、寿命（平均年齢）は延びた。しかも、日本はまぎれもなく優等生である。しかし、ヒトの死亡率は一〇〇％であることに変わりはない。「死」を病院に行って治すことはできないからである。老人は、若い者に比べて、病気になりやすい。だから、それだけ医療費もかかる。今から日本では、「団塊の世代」が高齢者の仲間入りをする。三〇年から四〇年前、ローンを組み、新しいマンションを買い、子育てと企業戦士の基地として使ってきた家が、自分の身体と同じように老朽化し、育てた子供たちはみなそこを離れて自分たちの生活を築き、老親は、なんとか年金で生活を支えている。夫婦がそろっていれば、まだ「ＯＫ」としなければならない。その頼みの年金が、保険庁のずさんな管理で、大変なことになっているようである。離島や山間部では、状況はもっとひどい。周りに医師がいない、医療機関がない。過疎化で「足」を奪われた老人たちは、そこに「閉じ込められ」て「死を待つ」しかないのである。足（バス）があっても、週に数回、片道一時間半もかけて、町の病院に人工透析に通う老人は、バスはまさに「命の道」だという。

高齢化（老化）の程度は、ひとによってさまざまである。九〇歳を過ぎてもかくしゃくとして現場で仕事をするひともいるが、六〇歳過ぎから急に弱りだすひともいる。がんや脳卒中、心不全などの発作に襲われ、リハビリもむなしく身体障がい者になってしまうひともいる。働き方の「柔軟性」がいわれるほどには、年長者の雇用は保障されていない。型どおり、六〇歳とか六五歳とかで仕事場を去らなければならない（強制定年制）。「第二の人生」などと「ばら色の人生」を追いかけるひともいるが、早晩「老老介護」の網に絡めとられるひとも少なくない。日本では、病院のベッド数が多く、滞在日数も長かった。二〇〇〇年、高齢者の「社会的入院」を削減する目的で「介護保険法」が施行され、医学的治療が必要のない高齢者は、自宅に戻るか介護施設に入るかということで病院を追われる。だが、こうした人びとを受け入れる家族や施設は必ずしも十分ではなかったので、「介護難民」

と呼ばれる「行き場」のない高齢者が路頭に迷うことになった。

加齢にともなってかかりやすくなる悪性新生物（がん）、心疾患、脳血管疾患が「成人病」として関心が高まり、それが「生活習慣病」と呼ばれるようになって（一九九六年）、病気に対する自己責任（予防に配慮した健康によい生活を送る）が強調されるようになった。二〇〇〇年には「健康日本21」という政府主導の健康運動が導入された。食べ物からはじまって、定期健康診断まで、健康になるための「国の指針」が示されたのである（健康増進法の制定）。健康の増進と疾病の発病を予防することが主眼だが、九分野（「栄養・食生活」「身体活動・運動」「休養・こころの健康づくり」「たばこ」「アルコール」「歯の健康」「糖尿病」「循環器病」「がん」）七〇項目について目標値を設定した。具体的には、都道府県、市町村が計画を策定して、実行することが期待されている。個人の努力と地域社会の協力で、もっぱら一次予防に重点が置かれている。地域や職場での「定期健診」はほぼ強制的に実施されるが、最終目的は医療費の抑制である。富山県の例だが、「健康づくりがん予防の五つの目標」として、「〇、一〇、二〇、三〇、四〇」の五つの数字をあげている。中身は、タバコの一日の本数〇、塩分の摂取量一日一〇グラム以内。軽い運動を一日二〇分。一日三〇種類の食品。四〇歳になったら定期的に検診を受ける、だそうである（『厚生』二〇〇二年一二月号、一二頁）。政府が音頭をとって、一大国民運動を繰り広げるという。まるで、大政翼賛会を思い出すではないか。こうした生活習慣の改善で、二〇一〇年には、心臓病　男性約二五％減少　女性約一五％減少、脳卒中　男性約三〇％減少　女性約一五％減少、糖尿病　約七％減少、というのが数値目標である（同上、一八頁）。

これに便乗したのが、すでにみた「健康ブーム」産業である。二〇〇五年には、内臓脂肪型肥満を主因とする高血糖、高血圧、高脂肪（いずれも、生活習慣病につながる）を減らすために「メタボリックシンドローム」という概念が登場し、とにかくお腹の周り（腹囲）を男性八五センチメートル、女性九〇センチメートル以下に抑えるように生活習慣を改善しなさいと号令がかかった。後期高齢者には、やや遅きに過ぎたかの感があるが、とにかく、家族と介護設備は高齢者全体の受け皿としては不十分なのであるから、国の責任は大きいといわざるをえない。実際、健康保険法の改正によって、二〇〇八年四月から「メタボリック検診」が義務化され、「メタボ」（とその予備軍）と診断されたものには、保健師や管理栄養士による保健指導を受けることになった。対象者は、健康保険組合などの医療保険加入者で、年齢が四〇―七四歳（被扶養者を含む）のもの、これで新規に二八〇〇億円の市場が誕生したという。医師の処方箋がいらない一般用医薬品（大衆薬）でも市場が拡大した。それでも、「老い」はだれにも必ずやってくる。

2　高齢者を支える日本の医療制度は大丈夫か

六五歳を過ぎると、一人当たり医療費が急激に上昇していることは事実である。約五倍に増えている（二〇〇六年）。高齢者が増え、医療技術が高度化し、老人が長期に生き続けると国民医療費は着実に増加する。厚生労働省はなんとかしてこの伸びを抑えようとして四苦八苦した。一九八三年二月、当時厚生省保険局長だった吉村仁は、『社会保険局旬報』に「医療費をめぐる情勢と対応に関する私の考え方」という論文を寄せたが、これが後に「医療費亡国論」と呼ばれるものである。一九八二年には、「老人保健法」が成立して、一九七三年から国の制度として存在していた「七〇歳以上の老人医療費無料化」は廃止されたが、こうした医療費適正化政策に貢献したのが、この論文だと言われる。吉村の主張は、（1）このまま租税・社会保障負担が増大すると日本社会の活力が失われる、（2）医療の効率を高めるためには「治療中心から予防中心の医療」に重点を移さなければならない、（3）一県一医大などという政策では将来医師過剰が起こるし、病床数も世界一、高額医療機器の導入も世界一では、供給過剰で患者の取り合いが起こる可能性さえありうる、というものであった。議論の成否はともかくとして、この流れが今日の医療行政に引き継がれていることは確かである。「医療費適正化対策」「後期高齢者保険制度」などもこのころから登場している。（もっとも、以前に述べたことだが、国際的にみて日本の医療費はそれほど高額ではないのだ）。聖域なき構造改革という小泉改革の一環である。「医療が滅ぶ」「史上最悪の医療改革案」だと医師たちが叫ぶが、多分、政府の言い分は、「高齢者諸君、君たちの医療費がどんなものか、だれがどのように支えているのか、すこし実感してみなさい」ということなのだろうか。それでも、医師たちは叫んでいる。「改悪案の中で、とりわけ重大なのが高齢者の負担増です。これは、（1）七〇歳から七四歳までの一般所得者、低所得者の窓口負担を現行の一割から二割に引き上げる、（2）七〇歳以上の現役並み所得者（標準報酬月額二八万円以上、課税所得一四五万円以上）は、窓口負担を二割から三割に引き上げる、（3）患者の自己負担の上限を引き上げる、です」（『医療が滅ぶ』「明日の医療を考える」月刊保団連、全国保険医連合会、臨時増刊№887、二〇〇六）。

勤務医の過重な労働については、テレビの報道などでよく目にする。二四時間いつ呼び出しがかかるかも分からない状態で、夜勤が続き、そのまま翌朝の外来を担当することも稀ではない。その間をぬって、自分の担当する入院患者を診る。他方、無床診療所の開業医は、休日、夜間、診療時間外でも、なじみの患者を簡単に断るわけにはいくまい。しかし、現実には、在宅介護を支えるはずの「往診」を実施している一般診療所はおおむね減少傾向にあるという（『平成一九年版厚生労働白書』四一頁）。かつては、高齢の患者がくると、たくさん検査をし、たくさん病名をつけ、たくさんクスリを出して、高齢患者は「金のなる木」と思う医者は少なくなかった。脱税の第一位が医者で、パチンコ産業や建設業がこれに続くという時代もあった。吉村論文が出たころには、銀座で遊び、高級車を乗り回しているのは医者とも言われた。しかし、患者も賢くなったし、うるさくもなったけれども、今度は、地域による医療格差が問題になっている。これは厚生労働省も認めているが、打つ手がないというのが現実である。「限界集落」などに住み続ける高齢者をどうするのか。

「医療スタッフが少なく、病院の建物が貧弱で、それでいて患者があふれている」のが日本の一流病院の現実だと言い切るひともいる（鈴木厚）。しかし、高度な医療機器、たとえばＭＲＩ（断層撮影装置、磁気共鳴影像法）やＣＴ（コンピュータ［Ｘ線］断層撮影）の導入は、諸外国と比べて桁はずれに多いのである。もし、業者との癒着などがないのなら、病気の診断に最新兵器を使うのは決して否定されることではない。

後期高齢者保険制度が発足したのは二〇〇八年四月である。まず、後期高齢者とはなんだ、とクレームがついた。七五、七四、七六歳でどこがどう違うのか。政府はすぐ長寿保険制度という通称を使った。統計的には、七五歳を過ぎると脳血管疾患が急激に増えるといういいわけもある。医学的治療は不要で、リハビリ中心のケアになる。「医療から介護へ」という基本方針の転換だ。主治医制を導入して、在宅死を奨励する。また、この制度のねらいは、ほぼ都道府県単位の広域連合が制度に責任をもち、今までの地域格差（市町村別によるばらばらな保険料支援）をなくすことだともいう。被保険者は七五歳になると自動的にこの制度に入ることになり、診療費一割の窓口負担にみあう保険料は（あの大混乱している）年金から天引きされる。とにかく、世界ではじめての制度だというのだ。

たしかに、高齢期医療には見直すべき点が多い。ひとが死ぬとき、現代医療がどう関わるかという問題があるからである。「ときに癒し、しばしば支え、つねに慰む」。これを現代医療の敗北とみるのか、謙譲とみるのか。

3　急増する慢性疾患の治療と看護と介護

老化すれば身体的・精神的機能はいやでも劣化してくる。これをすべて病気として医療の側で面倒をみようとすれば「過度の医療化」(医療の仕事はいやでも増える) が進み、最後には「死」をも治療するというばかげた終着点につながっていく。そこで「生活の質」ということが強調されるようになった。長生きをしても、その大半が寝たきり状態、あるいは植物状態であれば、それは医療の目的を達したことになるのだろうか。健康寿命とは、実生存年齢からこのような生活の質がよくないと考えられる病的状態を差し引いた寿命をさすが、脳腫瘍で二回の手術を受け、結局、十数年にわたって植物状態で生きつづけたひとがいた。栄養素を、チューブで胃に流し込むだけで、後は身体を拭いたり、排泄物を処理したりするだけ、本人は眠ったように生き続けた。子供がなかったので、奥さんが介護していたが、この生命を無駄だとか、価値がないとかだれが判断できるのであろうか。このひとは著名な学者で、脳に腫瘍ができ、視野狭窄の症状を自覚したので、ある年の冬休み (授業に差し支えない時期)「ちょっと、腫瘍の手術にいってくる」と、元気に病院へ出かけたのであった。

今流行の「生活習慣病」は、ほとんどが慢性疾患で、よほど初期でないと完治は望めない。だから、定期的に検診を受け、少しでも現状改善・維持 (進行の遅延) を図り、生活改善や医薬品によって病気をなだめながら、これと共生していくことが必要になる。治療については、ドラスティックな方法はないから、薬の処方とともに、常に患者を勇気付けるようなアドバイスやコミュニケーションが望ましい。幸いにして、近隣に信用できる、気の合う主治医を見つけることができたら、セカンド・オピニオンなどといわずに、運命を託すのも一つの方法である（よい医者を見つけるのも寿命のうち）。できるだけ、日ごろから自分の考え方も述べておく。後期高齢者保険制度で、突然「死に際の選択」（咽喉呼吸器をつけるかつけないかなど）を問う必要のないように、日ごろからまめにコミュニケーションをとっておくべきだろう。もちろん、「自分の生死を決めよう」と思えば、書いたもの（リビング・ウィル）を用意しておくことが肝要である。日本医師会でも、二〇〇八年二月、回復の見込みのない終末期の患者に対する治療のガイドラインをまとめた。厚生労働省の指針を踏まえ、患者の意思を尊重し、患者本人の意思が確認できない時には、家族の推定・判断・承諾にもとづき、複数職種によるチームが治療中止を判断するとし、医師の刑事訴追を回避するための体制の整備を求めている。超党派の「尊厳死法制化を考える議員連盟」（中山太郎会長）も、回復の可能性がなく死期が迫った場合に患者本人の意思にもとづいて延命措置を中止できるとする法案の綱領案を初めて示した（『毎日新聞』東京、朝刊、二〇〇七年六月八日）が、安楽死や尊厳死の定義や概念について国民の合意がないのに、一気に法制化は許されない。「医療の進歩により終末期の激痛の緩和・除去が進み、遷延性意識障害の回復例が報告される中、尊厳死・安楽死の法制化はいのちの切り捨てに他なりません」と、これに反対の立場を表明する人たち（例、日本消費者連盟）もいる。

他方、少し古いが、厚生省健康政策局のおこなった「末期医療に関する意識調査」（調査対象者：

二〇歳以上の国民五〇〇〇人、医師三万三一〇四人、看護職員六〇五九人）では、末期症状の患者に対する延命医療を中止することについては、全体の七〇—八〇％がＹＥＳだが、こと安楽死になると、国民全体の九％、医療従事者の全体の一％しか、これを容認しないという結果である。文書による意思表示（Living Will）については、法制化を望むひとは過半数に満たず、むしろ患者と医師との信頼関係を築き、医師が患者の意思を尊重して治療方針の決定にあたることが望ましいと考えている。世界には、オランダやベルギーのように、安楽死を法律で認めている国もあるが、日本では、まだ機が熟していないようだ。比較文化論が必要なゆえんである。

高齢者の一人暮らし所帯の増加も心配である。すでに、二〇〇〇年で三〇三万所帯、四半世紀で倍増以上の伸びが推計されている。家族による看護や介護がまったく望めない状況で、「孤独死」が心配される。死んでも、何日も、何週間も発見されず、死体の腐敗臭などで、近所のひとが発見するというような場合もあるという。とにかく、人間は生まれるときも、死ぬときも「おひとりさま」なのだから、そんな覚悟はしておかねばならぬ、という独立心の強いひともいよう。だが、人間は、がいして勇気がなく、気が小さいものだ。だから、悟りを啓いたと思われる聖人・君主でも、死を前にして慌てふためくということもある。

治療が限界に達すれば、つぎは介護の出番である。二〇〇〇年四月、「社会的入院」の削減を目指して介護保険が導入された。死に場所を病院から家庭や施設に移そうという企てであった。当初、四〇歳以上の人たちが保険に加入、保険料を支払ったが、財源の半分が税金で、介護を受けるひとは実費の一割を自己負担することになっている。しかし、介護の需要が増えるにつれて経費が多くかかり、五年後の見直しでは、できるだけ介護の必要度を下げて介護費用を抑えようとした。それでも、介護施設へ渡されるお金は限定されていて、介護に携わる人びとの報酬は低く、介護に専従して「家族を養っていく」ことなどまったく不可能だというので、現場では中心的な人材が定着せず、アルバイトや派遣で過酷な労働を余儀なくされている。その前途は、まったくお先真っ暗というほかはない。

一九九二年の第四七回国連総会で、一九九九年を「国際高齢者年」とするという決議が採択された（なお、一九九〇年の国連総会決議によって、毎年一〇月一日が国際高齢者の日と定められている）。国際高齢者年において促進する「高齢者のための国連原則」では、高齢者の独立、参加、介護、自己実現、尊厳を実行することを目指しているという（『厚生』一九九八年九月号、四〇頁）。やや、具体的に述べれば、高齢者は、自立した生活を享受する収入を保証されることはもちろん、「退職時期の決定への参加」が可能であるべきだという。そういえば、アメリカでは、大学の「強制定年制」（たとえば、一定の年齢で否応なく辞めさせられる。日本では、現在、これは当たり前のことと考えられている）が廃止されたとか、聞いた覚えがある。もちろん、介護と保護を受けるのは当然の権利であり、肉体的・精神的な虐待から解放されて生きることもこうした権利（この言葉は使われていないが）の一つであろう。

4　個人、家族、コミュニティは医療の原点だ

フランスの社会学者デュルケームは、自殺の古典的な研究で有名だが、かれが自殺の分類に使った「自己本位的自殺」と「集団本位的自殺」は、個人と社会の関係を考えるうえで参考になる。前者は、集団（社会）が個人を吸引する力を失い、個人が石ころのように社会から切り離されて（社会の規範や道徳から解き放たれる）、自分中心の生活をおくるため、エゴイズム的な自殺にはしる。それに対して、後者は、集団（社会）が個人を強く縛るので、集団のために個人が犠牲になることも辞さないという心情から自殺するものも出てくる。

個人主義は、近代社会の重要なイデオロギーであるが、そこでは個人は、自ら知り、判断し、行為し、そして責任を取るという存在である。別の言葉でいえば、「おひとりさま」なのだ。現代医療で

も、建前としてはそうなっている。「インフォームド・コンセント」などはまさにその典型である。「事情をよく知らされてから、自分の判断で決める」。だから、後で医者に文句はいえない。自己責任の選択といってもいい。かつては、みんなが身近にいてくれた。とくに、医者は権威のある専門家であり、どちらかといえば「おまかせ」治療でよかった。個人が自由になったということは、それ相応の責任を担う存在になったということである。生活習慣病だけが、医療に自己責任論をもたらしたわけではない。根深いところで、現代社会の価値観が作用しているのである。ひょっとすると、われわれはもう一度、「個人主義とは何か」を考え直さなければならないかもしれない。

そのような人間が集まって家族をつくっているとすると、そこでの人間関係はおおよそ見当がつく。社会学には「核家族」という言葉がある。夫婦と未婚の子供とで構成されている小さな社会集団である。おたがいに好きあった男女が結婚し、子供が生まれるが、子供たちが成長すると巣離れして独立、夫婦はもとの二人になる（離婚しなければの話だが）。そのうちに、老いてひとりが逝くと、単身所帯になる。実家があって、家産があって、お墓があればまだしも、それがなくなると（いや、なくならなくても）、今では老親の扶養と介護は社会制度が引き受けてくれることになっている。年金制度、医療制度、介護制度などがそれだ。一昔前には、老親を施設に入れることに躊躇する子供もいた。しかし、今ではそんな子供はきわめて少ないのである。個人が孤立して、家族が閉鎖的になれば、そこでどのような人間関係が展開するかは想像に難くない。子供が親を殺す（最近では、こんな事件も珍しくない）と、昔は「尊属殺人」といって普通の殺人より罪が重かった。もちろん、今、刑法にそんな規定はない。

子供たちが村や団地から出て行くと、幼稚園や小学校がなくなり、嫁のきてもないから老人たちだけが残る。過疎地の村落や三〇年から四〇年前に華やかにオープンした「団地、ニュータウン」が孤独な老人たちの「終の棲家」となろうとしている。医者もいない、町の病院も規模縮小、もっと大きな病院に行こうとしても足がない。ローカルバス路線は、公立病院と同様、地方自治体の財政難でどんどんなくなっていく。よほど恵まれたところでないと、往診を期待することもできない。

医療の地域格差は大きくなるばかりである。とくに、限界集落や離島の場合など、高齢者の医療をどう守るかが大きな問題になる。『白書』（既出）でも、医療供給体制をめぐる地域差を論じている。だが、都道府県別人口当たりの病床数、平均在院日数、医師数、在宅等死亡率などの統計がグラフ化して並べてあるだけで、具体性がなく、グラフの後ろで起こっている現実への「まなざし」が欠落しているという印象は否めない。「日頃、健康のために行動しているか」という言葉で「スポーツジム」を連想するのは視野狭窄である。

5　終末期医療を考える

ひとは必ず死ぬから、すべてのひとに終末期がある。しかし、人の死に方は多種多様、とくに、現代社会では医療と密接にかかわる部分が増えているので、終末期医療というような領域が浮かびあがった。医療があくまでも延命にこだわれば、「スパゲッティ症候群」で、ベッドの上でただ生きているだけという状態を長引かせることになる。かといって、いったん延命器具（人工呼吸器など）をとりつけてしまうと、簡単にはずせるものではない。一九七五年の「カレン事件」はこのことをよく示している。呼吸不全により脳に回復不能な損傷を受けたカレンには、病院で直ちに人工呼吸器がとりつけられたが、両親はこれをとりはずすことを望み、病院側はこれを拒否した。一九七六年、カレンの家族はニュージャージー州の最高裁判所にこの件を持ち込み、判決により訴えは認められた（本書一五〇頁既出）。

興味深いのは、この後の物語である。人工呼吸器がはずされたのち、彼女は自力で呼吸をつづけ、人工栄養によってさらに九年間生きながらえたという。植物状態で生命を維持した後、彼女は一九八五年に肺炎で死んだ。この事件がきっかけで、医の倫理、安楽死、法的後見人、死ぬ権利、プライバシー権など、多くの終末期医療にかかわる問題が議論されるようになった。

カレンの両親の意図はかならずしも明確ではないが、昨今の用語を使えば、かれらは単なる肉体の延命よりも、彼女の生命・生活の質を優先したのではないかと思われる。だが、議論がここまでくると、意見をまとめる（正解を出す）ことは非常に難しくなる。効率主義の現代社会では、ひとは「なにかができる」を求められる。しかし、「なにもできなくてもそこにいてくれるだけでいい」、と考えるひともいる。胎児の遺伝子や染色体を取り出して、先天性の病気や欠陥がないかを調べる「羊水検査」がある。もし新生児がダウン症などの可能性がある場合、出産した場合のコスト（きわめて一般的な意味で）を考えて妊娠中絶という方法があるが、これに対して猛反対したのが障がい児をもつ親たちであった。どんな障害をもとうとも、ひとは人間として尊厳をもって生きる権利があるというのだ。新生児集中治療設備がととのって、今までは（自然に任せれば）死産になる赤ちゃんも救えるようになった。あなたならどうする。

医療における人間性の回復といわれる。やや抽象的だが、ようするに人間は、どんな場合でも、モノではなく、人間として扱われなければならないということだ。それでは、人間とはなにか。ホモ・

サピエンスなどというが、生物学的には、約二〇万年前にアフリカに出現した新人類（われわれの先祖）である。英知のひと（英知人）と呼ばれるように、「知性」をもっているとされる。それでは、知性を失えば人間ではなくなるのか。

最近の不条理な犯罪事件で、必ず出てくるのが「精神鑑定」である。主として、その専門家である精神科医が、容疑者が事件を起こしたときの「精神状態」を鑑定する。犯行時に精神の障害があり、犯罪行為について責任をとれないと判断されれば（心神耗弱：意思能力はあるが、精神機能の障害のため、その結果を正しく認識し得ない）、拘置所ではなく精神病院に送られることになる。現代生活にともなうストレスが「うつ病」を生んでいるという。うつ病は、まぎれもなく病気（精神疾患）であるが、その診断と治療の現場は混迷している。未熟な医者は、その知識もないまま、さまざまな薬を与えすぎるという。ある種の薬の投与をやめさせるだけで、容体が目に見えて改善されたという事例も多い。過労や人間関係の圧力もそうだが、老化や終末期もまた、人間にとっては大きなストレスでありうる。自律神経の失調にともなう便秘、不眠、不整脈、うつ状態などが、終末期の医療を難しくしているという側面も無視できない。病気は、「時代を映す鏡」であるという側面がある。主として、生活習慣病などが典型とされるが、うつ病もまた、現代を映す病《やまい》ではないか。

6　死生観は変わるか

世界遺産ランス大聖堂のレポートが放映された（二〇〇八年七月一九日、NHK　TVBS1、二一時）。ジャンヌダルクがイギリスからフランスを守った歴史的な場所でもある。敬虔なクリスチャンである一二歳の少女が、学校の宿題で「ランス大聖堂」の意味を考えてくることになって、大聖堂に赴き、道ゆくひとに質問をして回る。フランスでは、人口の半分はカトリック教徒であるといわれているが、少女の質問に答えたひとの多くが、同聖堂を宗教から切り離し、見事な芸術作品だ、観光資源だなどと答えた。彼女はそのことを教室で発表した折に「残念だ」というコメントで締めくくったが、教師が強調したのは、宗教的寛容（ほかの人たちの考え方も認める）、ということであった。フランスでは、革命以降「世俗化政策」（政教分離）を徹底して国是としたので、二〇〇四年にイスラーム教徒の女子生徒が「スカーフ」（Hijab）を着けて公立学校に登校することを禁じる法律（「公立学校における宗教的象徴的な衣服、装飾品の着用禁止法」）を成立させた。新学期（九月二日）には、スカーフをつけて登校したものは、校門でそれをとるように言われ、半数はこれに従った。もっとも、この法律は、直接、イスラーム教徒をターゲットにしたものではなく、シーク族の「ターバン」やユダヤ教徒の「キパ」（男性が頭に着装する小型の帽子）、それにキリスト教徒の「十字架」も、厳密にいえば禁止というものだった。しかし、フランスはれっきとしたカトリック国家であり、その慣行は日常生活に氾濫しているが、そのことを当のフランス人が自覚していないという側面もある。

とはいえ、宗教が力を失い、人間の「生と死」が生物学のレベルへと転落したのが「現代医療」の帰結だとしたら、そのことが今、医療で問われている最大の問題なのである。生と死が、科学者の手で操作可能・管理可能であるかのように錯覚してしまったのだろうか。蚊の一匹（いや、蚊は複雑すぎる）も創れない現代の科学が、帝王切開、新生児治療、人工授精、体外受精、遺伝子操作、再生医療、クローン技術、さらには臓器移植、延命治療、精子の冷凍保存など、さまざまな医療技術を駆使して人びとの「生と死」をつかさどる司祭の役割を果たし始めたのである。

宗教やそれに類する信仰体系は、ときにまったく非科学的にみえようとも、人間世界（もちろん、それは自然現象の一部）の出来事を一貫的に説明してきた。たとえば、不死の精神が死を不可避とする肉体から離れるのが「死」であり、したがって精神は肉体が朽ち果てた後にも「死後の世界」（他界）で生きつづけたり、この世に帰ってきたりするという信仰は、今でも伝統文化のなかに色濃く残っている。このようなものを死生観と呼ぶ。それでは、現代医療を支えている死生観とはなにか。近代科学の精神で武装した現代医療に、人間的な感性に呼応するような死生観はないといってよかろう。だから、お金の話になる。すこし古いが、健康保険組合連合会が一九九六年度の高額保険組合交付事業の概要をまとめた（川渕孝一）。それによると、一カ月の医療費が一千万円をこえた「超高額医療費」は六七件で、最高額は、房室ブロック（心臓は新鮮な血液を全身に送るポンプであるが、この働きを調整している心房から心室への電気的刺激の伝わり方が乱れ、不整脈が起こって、血液循環を妨げる病気。心臓ペースメーカーを埋めこむこともある）で入院した五七歳の女性患者（被扶養者）の二〇九六万八六〇〇円、この金額は平均的な組合員六九八人分の保険料に相当する。死期が近い患者の医療費は著しく上昇するが、こうした高額費治療を受けた患者の多くの予後はかならずしもよくない。断っておくが、これらの患者は「死期が近い」というだけで、かならずしも高齢者というわけではない。

近未来には、日本人の三人にひとりががんになり、日本人の約半分ががんで亡くなるといわれているが（これも、かならずしも高齢者とは限らない）、多臓器に広がったがんには治療の方法がない。しかも、痛みが激しく、日常生活を奪われる。そこで、痛みを止めながら、余命を充実して暮らす「ホスピス」が生まれた。一九六〇年中期、この方針で末期がん患者をケアする最初の施設がつくられた。ロンドンの聖クリストファー・ホスピスである。その後、世界各地に広がったが、社会保障制度で有名な北欧諸国では「ホスピス」がほとんど普及していないという（岡本祐三）。医療と福祉の双方を包みこむような「福祉原理」とでもいうべきより大きな論理が貫徹しているからだという。一考に値するだろう。

臨床倫理問題の最大のものは、すでに見てきたように「延命治療中止」に関するものだが、これは「臓器移植」という医療技術の発展と深く結び付いている。しかし、比較的成功例の多い腎移植でも、ドナーの慢性的な不足（腎臓の提供を待つものは、約一万二〇〇〇人。二〇〇七年）で、延命中止（心停止後腎移植）が問題になっている。終末期における、患者の「最善の利益」とは何か。患者や家族が置いてきぼりにされると、医療者の「独善」が頭を持ち上げてくることにも、留意が必要であろう。

参考文献

吉川政己『老いと健康』岩波新書、一九〇〇年。
岡本祐三『高齢者医療と福祉』岩波新書、一九九六年。
高久史麿編『医の現在』岩波新書、一九九九年。
川渕孝一『生と死の選択』経営書院、一九九七年。
松田道雄『われらいかに死すべきか』平凡社、二〇〇一年。
日野原重明『死をどう生きたか』中公新書、一九八三年。
神谷美恵子『生きがいについて』みすず書房、一九六六年。

用語解説

(1) 限界集落

山間部や離島で急激な過疎化・高齢化が進み、人口の五〇%が六五歳以上の高齢者である集落。生活環境を保全したり、冠婚葬祭をおこなったりなど、共同体としての機能をほぼ失い、近い将来消滅してしまう可能性を否定できないような社会空間である。現在、日本には約二千六百あるといわれるが、今後一〇年間にそのうち四百が消滅するともいわれている。病気を持つ独居老人や高齢者が多いから、当然医療の需要はあるが、日本の今の医療体制では、そこまで手が回らないというのが本音であろう。郵政民営化のとき「山奥の郵便局まで残す」と政府は約束したが、実際はどうか。現代版「姥捨て山」だと批判する人もいる。生れ故郷を離れて医療設備の完備した都市部へ移住すべきだという意見もあろう。現に、子供たちが都市部で暮らしていて、親を呼んで一緒に暮らしたいと思っているものもいる。だが、高齢者たちは、生まれ育った故郷を離れて、子供の世話になることをよしとしない場合もあろう。全人口数が減少していくなか、こうした限界集落の医療をどう支えるのか、日本人全体に問われている問題である。

(2) 介護保険

税金で社会保障を丸抱えするのではなく、国民みんなで支えあうというのが、社会保険の意味である。介護保険制度は、一九九七年法律が制定され、三年後の二〇〇〇年から実施された。「国民の共同連帯の理念にもとづき」、要介護、及び医療を要するものに、尊厳を持って、その能力に応じて自立した日常生活を営むことができるように、介護・医療サービスに係わる給付をおこなうことを目的としている。負担の公平をうたい、非介護者本人の積極的な生き方を奨励（国民の努力及び義務）している。介護サービスを提供する多くの業者が名乗りを上げたが、現場では、過酷な労働の割には待遇が悪く、離職者があとをたたないのが現状である。こうしたなか、当然のように湧いて出たのが「コムスン」事件（二〇〇七年）である。親会社は、人材派遣会社（東証一部上場）、社長は自家用ジェット機で日本中を飛び回るというが、その子会社（訪問介護の最大手）「コムスン」が組織ぐるみでヘルパー数を水増しするなど、厚生労働省に虚偽の申請をおこない、巨額の不当な利益を上げていたことが判明、「退場宣言」となったが、介護の「受け皿問題」で大混乱となった。ヘルパー不足に外国人を動員するという話も問題だらけだ。言語、待遇、資格、アフターケアなど。

(3)　終末期医療

終末期（死の直前）に医療のできることは少ない。「死」を治療することはできない相談だからだ。それではどうする。個人（自我）が肥大した現代社会では、各自が選ぶ「死に方」を支えるのが医療の仕事になる。「尊厳を持って、自分らしく死ぬ」ことが推奨されている。尊厳死協会などという団体があって、生きている間に自分の望む死に方を書いておけ（リビング・ウィル）と勧める。延命治療が、否定的に語られることもあるが、やるべきことをやらないのは「殺人」だというひともいる。ホスピス運動にも疑問を投げかける。「緩和医療」とは、そもそも「医療」かと。問題は大きい。典型的な例に、「呼吸器はずし」がある。患者の自己決定権というのであれば、事前に適切な意思表示がある場合（とくに、脳死状態）、殺人罪に問われることはない、というのが一般的な見解である。超党派の「尊厳死法制化を考える議員連盟」では、臨死状態（すべての治療をおこなっても回復の可能性がなく、かつ、死期が切迫している状態）での延命措置の中止を法律にしようと検討を重ね、二〇〇七年六月にその「要綱案」を発表したが、二〇〇九年六月現在、関連法案は国会で可決されてはいない。

(4) 他界観念

他界とは、この世界とは別の（対極にある）世界、仏教では、此岸に対する彼岸である。世界には無数の宗教があるから、その教義（考え方）に応じてさまざまな他界観念がある。この世で生きているわれわれ人間が、「死後に行く世界」というのが一般的だが、この世の死は肉体の消滅を意味するから、死後に行く世界は（身体に宿ると考えられている）魂、心、霊などの世界であり、ここには心身二元論が前提されている。キリスト教では、おなじみの天国と地獄、この世は「仮の宿り」で、世界の終末に神の裁きによって、行き先が決定される。「死後の行き先」が決まっておれば、ひとは安心して死ねる。近代医学が「死」を生物学や化学で扱うようになったので、多くのひとは行き先を見失った。そのため、魂や心は所詮「脳の働き」であり、お墓などは不要、「散骨」などを望むひとも増えている。「死を医療の敗北」ととらえる、無思想な近代医学にも問題があるかもしれない。

(5) 世俗化

世俗化の最も分かりやすい表現は、「宗教の衰退」と表現できよう。「宗教」は、世界を一元的に解釈する教義を持ち、儀礼や伝統的慣行でこれを守り続ける。その力は世俗の生活にまでおよび、現在でも、イスラーム教は多くの国々で「国教」とされ、その宗教法（戒律）によって社会の秩序が守られている。これに対して、近代世俗国家では、実証的科学の発展で合理的思考が台頭して、象徴的・神学的思考が後退した。しかし、人間が体系的な意味世界（「大きな物語」と呼ぶひともいる）を求める限り宗教（的なもの）は、いつの時代にも再生する性質を持ち、医療の世界でも多くの人々が「代替医療」を求めるのは、そのことを示唆している。医療が実証科学を基礎にした諸技術に支えられて今日あることには疑問の余地はないが、科学の世界も一皮むけば数々の深遠な「未知」であふれている。近代科学の限界だけではない。医師もまた人間としての世俗的欲望や日常生活の諸問題を抱えている。超越的な使命感だけで医者が医療にかかわっているという幻想は払拭すべきであろう。

あとがき

当初、本書は「医療社会学」の入門書（テキスト）として構想された。けれども、個別社会学（連字符社会学）でテキストを作るのは、夥しい領域（数）のテキストを作ることになるし、そのぶんだけ需要も小さいというので、出版社も二の足を踏んだ。そんななか、この企画を関西学院大学出版会に持ち込んだところ、好意的な返事があった。ただし、内容が時宜にかなっているし、日常生活的なものだから、教科書色は抑えて、広く「読みもの」として出版してはどうかというご示唆をいただいた。

一九七〇年代から、「医者」（労働者としての医師＝専門職論）の実証的研究（医師会会員を直接対象にしたアンケート調査）を契機に「医療社会学」を研究領域の一部として仕事を続けるなかで、いつのまにか医療社会学の研究者として認められるようになり、その間、この領域のさまざまな問題を考えてきたが、それらを少し体系化した形で提示しておきたいというのが、本書のそもそもの出版動機である。

当時、日本の医療は世界でも「模範」的なもののひとつであった。とにかく、きわめて少ない経費で大きな成果をあげているというので、（本文でも言及したが）*The Economist* が「特集」を組んだぐらいである。国民一人あたりの（少ない）医療費に比して、平均寿命や幼児死亡率では、まさに世界一の成績を誇っていたからである。

その後、何を間違ったのか、もちろん急激な高齢社会化の影響は無視できないにしても、日本医療は危機的状態にあるというのが、大方の現状認識である。なかでも、「がん」は伝統的に日本人の主要死因であった脳卒中や心臓疾患を抜いて、右肩上がりで急上昇中である。がんそのものについては、「がんイコール死」という恐ろしい連想は弱まりつつあるとはいえ、最近では、子育て真っ最中の母親が乳がんに襲われた場合の、母子関係や家族生活の崩壊不安が取りざたされてもいる。晩婚化や少子化など、女性の新しい生活スタイルが関係しているのかもしれない。「おばあちゃん」がいなくなった核家族の孤立が象徴的である。社会全体の変化の潮流が「医療」をも呑み込んでいるという印象をぬぐいきれないのである。

医療・介護・福祉の現場では、具体的で現実的な問題の解決に急なあまり、技術的な側面が重要視されて、諸問題の抜本的な考察は後回しになっているような気がする。そんななか、今国会末の混乱の渦中で、臓器移植法の改正案が両院をすんなり通過して、「脳死はひとの死」と法制化された。法体系の重要な機能の一つは「社会現象の定義」であるから、このことも驚くには値しないのかもしれないが、「死の定義」が法律になじむかどうかは気になるところではある。

国際医療、地球環境、戦争や災害、食料問題などは、今までの「一国中心主義」の医療社会学ではほとんど無視されてきた領域であるから、戸惑われた読者も多いと思われるが、医療のフロンティアは意外に広いものではないのか。医療社会学の「範囲」をどのように囲い込み、ミクロからマクロまでの「医療現象」をどのように体系化すればよいのか。残された課題は多い。

また、各章末に置いた参考文献すべてが新しいものではない（ただし、手近なものを中心に選んである）。要は、問題提起と「考え方」であって、最近の統計ならその辺にいくらでも転がっているから、必要なら自分で探してほしい。

関西学院大学出版会から拙著を上梓できることは誠に光栄なことであり、また有り難いことだと思っている。本書の出版にあたっては、最初に原稿に目を通してくださった編集者の皆さま、特に細かい心遣いで原稿を読み、適切なアドバイスをいただいた同出版会の田中直哉さん、さらに本組と装丁に腐心してくださった同じく松下道子さんには心からお礼を申し上げたい。さらに付け加えれば、本稿の初期段階で全体に目を通し、いろいろご教示をいただいた広島国際学院大学現代社会学部教授の小野能文さんにもお礼を忘れる訳にはいかない。小野さんは、若い頃「勤務医」の研究をされ、その後も私の身近にいる医療社会学の数少ない研究者のひとりであった。

補　記

政策集団「構想日本」(代表：加藤秀樹、2001年4月現在）は、戦後医療制度の変遷を三つの時期に分けている。45年から60年代が「量的拡大の時代」、60年代から90年代を「医療費急増の時代」、そして90年代から現在までを「医療費抑制の時代」としているのである。年表のなかに、数多くの関連法の改正が出てくるが、その詳細についてはほとんど説明していない。その改正内容や新法の制定は、大体この時期的区分によって想像できる。70年代に、老人医療費が無料になったり、一県一医大の構想が琉球大学医学部の創設で完了したりするなどは、すべて医療拡大期の結果である。その後、医師会は武見会長を先頭に、診療報酬の引き上げを戦い取るべく国（厚生省）と戦うが、自らは保険医にはならず、もっぱら自由診療で患者（例えば、吉田茂）を診ていた武見には、診療報酬の（政府による）抑制は医師の尊厳に関わる問題であった。日本医師会会長　武見太郎の時代は、自民党（票田や政治献金によって影響を行使）や厚生省を相手にして医療費を獲得する時代でもあり、日本の医療は飛躍的な伸展をみた。医師の数も、国民医療費も、それこそ「ウナギのぼり」であった。ちなみに、国民医療費は、1965年には5130億円であったものが、1990年には10兆円を超え、その後、毎年1兆円ずつ増えるという勢いで、2004年には32兆円を超えたのである。政府は財政上、高齢化や医療技術の高度化で増加する医療費を抑制せざるをえず、併せて、経済成長期からバルブ崩壊につながる日本の社会・経済状況への対応から、現在の状況がもたらされた。昨今は、急激な世界同時金融不安で、政府の財政は国債に頼るしか策がないというなかで、国民の福祉に関連する歳出は国家予算の大半を占めるようになった。それでも、すでに述べたように、医療の現場はまさに「火の車」である。

背景になっている、時代の模様を想像してもらうために、年表の右欄にはいささか不必要なことを載せているかもしれない。しかし、それは戦後日本社会の激動的な変化を垣間見ながら、医療の問題も考えてほしいと思ったからである。

年表の作成にあたっては、雑多な資料をあさっているから、あえて出典を示すことは避けた。間違いがあれば、それは筆者の責任であることは言うまでもない。本文と併せて、想像力を駆使して、年表とにらめっこしてほしいと思う。

戦後日本医療関連年表

西暦年	医療関連	一般事項
1999年12月	日医、「介護保険」で自民党に申し入れ 国民医療費30兆円突破	「国境なき医師団」にノーベル平和賞
2000年 4月	公的介護保険制度発足 「健康日本21」スタート 坪井日本医師会長が世界医師会長に	森連立内閣発足 第52回世界医師会総会開催
2001年 1月	日医「禁煙キャンペーン」実施宣言	厚生労働省発足 （中央省庁改革） 小泉内閣成立 米国同時多発テロ
2002年 4月	坪井日本医師会長4選 診療報酬初のマイナス改定 高齢患者（70歳以上）の窓口負担一律1割に引き上げ	イラク戦争開始 SARS流行 「ユーロ」流通開始
2003年 4月	医療費窓口負担3割に引き上げ（70歳未満） 健康増進法施行	
2004年 4月	新医師臨床研修制度開始	国立大学法人化
2005年	医療制度改革大綱	総選挙で自民党圧勝
2006年	健保法など改正 （診療報酬マイナス改定） がん対策基本法成立	北朝鮮日本海にミサイル発射
2007年 4月	がん対策基本法施行	郵政公社民営化発足
2008年 4月	後期高齢者医療制度開始 メタボ健診開始 医学部定員増員閣議決定	リーマン・ブラザーズ破綻 「タスポ」運用開始

西暦年	医療関連	一般事項
1984年	対がん十か年総合戦略開始	
1986年11月	老人保健法改正	男女雇用機会均等法施行
1987年 1月	同上施行	国鉄民営化 竹下内閣発足
1989年		昭和天皇逝去 消費税実施 宇野内閣、海部内閣発足 ベルリンの壁崩壊
1990年 6月	福祉関係8法の改正成立 国民医療費20兆円突破	今上天皇即位 湾岸戦争 東西ドイツ統一
1991年 9月	老人保健法改正	宮沢内閣成立 ソ連邦崩壊
1992年 3月	健保法改正　4月施行	
1993年 4月	第2次改正医療法施行	細川内閣発足
1994年 6月	健保法改正 (付添看護の禁止　入院時食事代自己負担など)	羽田内閣、村山内閣発足
1995年 3月	国保法改正(4月施行)	阪神大震災 地下鉄サリン事件
1996年 2月	厚生省エイズ資料公開 成人病から生活習慣病へ	橋本内閣発足 民主党発足
1997年 6月	医療保険改革法案成立 (患者の窓口負担引き上げ) 臓器の移植に関する法律施行	サラリーマンの窓口負担2割
1998年	国保法など改正	小渕内閣発足 長野冬季五輪

戦後日本医療関連年表

西暦年	医療関連	一般事項
1964年 4月	武見会長5選	佐藤内閣発足 東海道新幹線開業 東京オリンピック開幕
1965年 4月		北爆開始
1966年 4月	健保法改正成立 武見会長6選	佐藤総理大臣、初の沖縄訪問
1967年 5月	「健保改悪」反対全国大会開催	東京都知事に美濃部亮吉
1970年 4月	武見会長8選	第3次佐藤内閣発足
1971年 7月	保険医総辞退突入	美濃部都知事再選
1972年 4月	武見会長9選 診療報酬13.2%引き上げ	沖縄本土復帰 田中内閣発足
1973年 1月	老人医療無料化実施	為替変動相場制に移行
1974年 2月	診療報酬19%引き上げ実施	三木内閣発足
1975年10月	世界医師会東京大会 武見会長、世界医師会長に	サイゴン陥落
1976年 4月	武見会長11選	福田内閣発足
1977年12月	自民党、医師優遇税制53年度限りと決定	
1978年 4月	武見会長12選	日中平和友好条約調印 大平内閣発足
1980年 4月	武見会長13選	衆参同日選挙　鈴木内閣
1981年 4月	武見会長引退宣言	
1982年 8月	老人保健法制定 医学部定員抑制閣議決定	中曽根内閣成立
1983年 2月 12月	吉村仁「医療費亡国論」発表 武見太郎死去	ロッキード事件で田中元首相実刑判決

戦後日本医療関連年表

西暦年	医療関連	一般事項
1947年 9月 11月	労働省、厚生省より分離 新生日本医師会発足	日本国憲法施行 第23回総選挙
1948年 7月	医療法、医師法など施行	第2次吉田内閣成立
1949年 9月	米、医薬分業勧告	第3次吉田内閣発足
1950年 4月	中央社会保険医療協議会発足	朝鮮戦争勃発
1951年 6月	医薬分業法成立	サンフランシスコ講和条約調印 翌年発効
1954年11月	全国医師大会医薬分業と新医療費体系に反対決議	自衛隊発足 鳩山内閣発足
1955年 5月	医薬分業法　実質骨抜き	55年体制の成立（保守合同）
1956年 2月	日医　保険医総辞職を決議	売春防止法公布　国連加盟
1957年 4月 5月	医師会長に武見太郎選出 健保保険法改正が成立	岸内閣発足 ソ連、人工衛星スプートニク打ち上げ
1958年12月	国民健康保険法成立 翌年施行	
1960年 4月	武見会長3選 日医、診療報酬30%引き上げなどを厚生大臣に要請	日米安保条約強行採決 全学連国会構内突入 岸内閣総辞職
1961年 4月	国民皆保険達成 医師会、歯科医師会全国一斉休診実施 保険医総辞退	
1962年 4月	全国自治体病院協議会設立	全国総合開発計画 社会保険庁発足
1963年	医療法改正 （公的病院の増床規制）	第3次池田内閣

【著者略歴】

中野 秀一郎（なかの　ひでいちろう）

関西学院大学名誉教授
日本保健医療社会学会名誉会員

京都大学文学部社会学専攻卒　文学博士
関西学院大学社会学部教授、奈良女子大学文学部教授、京都文教大学人間学部教授、外務省調査員（在マレーシア日本大使館）、スタンフォード大学フーヴァー研究所客員研究員、ラヴァール大学（カナダ）客員教授などを歴任

専攻：理論社会学、政治社会学、医療社会学、知識社会学

編著書：『体系機能主義社会学』（川島書店 1970）、『現代日本の医師』（日本経済新聞社 1976）、『プロフェッションの社会学』（木鐸社 1981）、『社会システムの考え方』（有斐閣 1981　新睦人との共著）、『アメリカ保守主義の復権』（有斐閣 1982）、『ソシオロジー事始め』（編著　有斐閣 1990）、同上『新版』（1995）、『タルコット・パーソンズ』（東信堂 1999）、『エスニシティと現代国家』（有斐閣 1999）、『社会学の発想』（有斐閣 2007）ほか

明日に希望のもてる医療はあるか　新・医療社会学入門

2009年11月20日　初版第一刷発行

著　者　中野秀一郎
発行者　宮原浩二郎
発行所　関西学院大学出版会
所在地　〒662-0891　兵庫県西宮市上ケ原一番町 1-155
電　話　0798-53-7002

印　刷　協和印刷株式会社

Printed in Japan by Kwansei Gakuin University Press
ISBN 978-4-86283-051-7

http://www.kwansei.ac.jp/press